追補改訂版

パニック障害

帝京大学教授
竹内龍雄　著

株式会社　新興医学出版社

PANIC DISORDER

TATSUO TAKEUCHI, M. D.

Professor, Department of Psychiatry, Ichihara Hospital
Teikyo University School of Medicine
Ichihara, Chiba, Japan

© Second edition, 2000 published by
SHINKOH IGAKU SHUPPAN CO. LTD., TOKYO.

Printed & bound in Japan

はじめに

　1980年，パニック障害という診断名がDSM-IIIに正式登場して以来既に10年が過ぎた。この間，本障害は80年代の米国精神医学界で大きなテーマの一つとしてとりあげられ，学会でも雑誌でも毎回毎号のように多数の研究発表や論文が相次いだ。長い間慣れ親しんできた"不安神経症"は，DSM-IIIの上ではその名がなくなり，その主症状である不安発作（パニック発作）は，生物学的側面からとらえられるようになった。さまざまな脳内メカニズムが明らかにされ，薬物の効果が確かめられた。この約10年間の研究成果によって，われわれ臨床家が手にしたものは大きい。パニック障害の患者を前にしてわれわれは，これまでのように"神経症"の原因たる心因の追求やその解決に多くのエネルギーを費やすことなく，また漫然と抗不安薬を投与し続けるのでもなく，効果の確かな薬物によって症状（パニック発作）をすばやく消失させることができるようになった。診断さえ確定すれば，患者に現に起こっている事態を適切に説明し，それへの対処法を助言できるようになった。身体医学的なモデルが登場したおかげで，精神科以外の医師による診断や治療にも道がひらかれ，それだけ多くの患者が利益を受ける可能性が増した。

　しかしパニック発作の生物学的解明が進んだとは言え，パニック発作を有する患者の問題が全て解決したわけではもちろんない。薬物でパニック発作の症状はとることができたが，種々の"神経症的"訴えが続く例は臨床的によく経験することである。同じようなパニック発作に見舞われても，ある人は予期不安や広場恐怖を発展させてくるが，他の人ではない。心気的になる人，抑うつ的になる人，アルコール依存に陥る人などがいる一方，そのようなco-morbidityを示さぬ人もいる。これらをパニック発作の強さや頻度，個人の遺伝的素質などからだけで説明するのは無理であろう。確かにパニック発作は患者の心理とは無関係にspontaneousに起こる症状であったとしても，実際に現出してくる病像には，それを受けとめる個人の側の知能や性格，生育史や環境など，心理的状況が複雑にからんでくるはずである。こうした側面は（身体的自覚症状によって形成された心

因に対する個体の側の心身の反応－諏訪－という意味で) 依然として"神経症的"であるとも言えるのであり, 不安神経症の名は過去のものとなったが, 神経症としての取り組みの必要性はおいそれとはなくならないように思われる。パニック障害の臨床的研究には, この両者の視点を統合するような病態理解とそれに基づく治療が含められる必要があろう。

　90年代に入って, 米国におけるパニック障害研究の一時の fever のような現象はおさまったかに見える。しかし近く発表される予定の DSM-IV でも, パニック障害はほぼ現在と同様の内容で引き継がれるようであり, また現在 field work が続いている ICD-10 でも, 似たような形で記載される見通しと聞く。この診断カテゴリー (症候群あるいは疾患単位) は, 米国を中心とした地域から世界の精神医学界に, しだいに定着しつつあると言えるようである。ひるがえってわが国では, 最近になってようやく学会等でも演題がふえてきたが, 未だ十分普及するには至っていないのが現状であろう。パニック障害の症例自体は数も多く, 精神科や一般科 (特に primary care や内科) の外来でごくありふれた症例であるにもかかわらず, これまでわが国では不安神経症と呼ばれた時代から, 精神科医の間であまり (分裂病やうつ病ほどには) 真剣に取り上げられてこなかったような気がする。生物学的な研究は制約も多いと思われるが, 臨床的な研究課題としてもう少し注目されてもよいのではないだろうか。

　本書は以上のような背景と timing をとらえて, パニック障害について概説するとともに, 臨床の場で役立つ本障害の理解と治療にいささかでも貢献したいとの願いをこめて書かれたものである。著者らは10年以上前から不安神経症に興味をもち, 種々の角度から臨床的検討を行ってきたが, それらの結果も所々に折り込んだ。著者らの研究テーマも時代とともに不安神経症からパニック障害に変わったが, 上記のような理由でそれなりの意義と継続性をもつと考えたからである。本書によって, パニック障害についての近年の研究成果が臨床の場に反映され, 少しでも多くの患者の幸福につながれば幸いである。また本書はパニック障害について独自の見解を披瀝しようとするものではないが, われわれの知見の部分を含めて批判や意見をいただければ幸いである。

　本書が完成するにあたっては多くの人々の援助を得た。国立精研の高橋　徹博士は母校の先輩であると同時に, 著者らの不安神経症研究における指導的な共同

研究者であった。先年，不安神経症およびパニック障害について自身で単行書を著わされたが，現在もわれわれのパニック障害研究に対し暖かい助言やご鞭撻をいただいている。著者の勤務する病院の循環器内科の教授である道場信孝博士は，わが国の循環器学界にパニック障害を紹介した最初の一人である。病院ではわれわれの良き理解者であり，パニック障害について慎重に除外診断した後よく患者さんを紹介して下さっている。当科医局の諸先生方には共同研究者として骨身惜しまぬ協力をいただいたことは言うまでもない。また，新興医学出版社の服部治夫氏は，著者の大幅な原稿の遅れに対しても寛容の精神で許容して下さった。本書はその他多くの人々の御好意の賜物であり，心より感謝申し上げる。

平成3年6月

竹 内 龍 雄

追記：panic disorder の訳語についてであるが，わが国では未だ定着したものがない。われわれ（著者と国立精研の高橋）は「パニック障害」を用いているが，「恐慌性障害」もよく用いられる。恐慌の語の印象がいささか強過ぎる気がするがどうであろうか。また agoraphobia の訳も「広場恐怖」でなく「空間恐怖」もよく用いられている。どちらも実態をぴったり言い表しているとは言い難いが，将来公的な研究会などでよい訳語が決定されることが望まれる。

増刷にあたって

　初版以来5年を経過し，このたび増刷のはこびとなった。ご愛読下さった読者の皆様に感謝申し上げたい。この間，パニック障害の病名もかなり普及し，類書もいくつか出版された。本書もこの機会に完成度を高めるべく，誤植を訂正し，DSM-IV, ICD-10などの新たな情報を追加し，患者教育用のパンフレットを付録として巻末に加える等，可能な範囲の補訂を行った。本書が臨床家の座右にあって，パニック障害患者の診療に一層役立つことを念願する。

　平成8年6月

竹　内　龍　雄

追補改訂にあたって

　パニック障害の用語はほぼ定着しつつあり，学界だけでなく，マスコミなどに登場することも珍しくなくなってきた。普及の一端を担った者として，嬉しく思うとともに，正しい知識の普及や新しい情報の提供など，専門家の責任もそれだけ重くなったものと受けとめている。筆者としても，本書が臨床家の支持を受けられる限り，この目標に向かって努力を続けていきたい。

　今回の追補改訂にあたっては，まず診断の章を DSM-IV に従って全面的に書き改めた。ただし症例の記述中に出てくる DSM-III, DSM-III-R などは，その時点での判断を示すものなので，そのまま残した。次に治療に関して，SSRI がわが国でも発売になったことに関連して，薬物療法の部分に加筆した。また，欧米で心理療法の主流となりつつある認知行動療法について，参考になると思われる事項を追加した。薬物療法アルゴリズムや米国精神医学会の治療ガイドラインについても，適宜引用しつつ解説に加えた。また，著者らの診療経験の蓄積をもとに，パニック障害の経過，予後に関する部分に大幅な加筆を行い，転帰の調査結果，予後の予測因子，QOL などについても，項目を立てて記述した。その他，病態生理研究の進歩に合わせ，セロトニン説，コレチストキニン，CO_2 などに関する解説や，研究成果の紹介を追加した。

　改訂追補により，本書が引き続きパニック障害患者の up to date な診療に役立つことができれば幸いである。

　平成 12 年 1 月

竹　内　龍　雄

目　次

I．パニック障害とはどのような障害か …………………… 1
　1．典型的な症例 ………………………………………………… 1
　　【症例　A】 ………………………………………………… 1
　　【症例　B】 ………………………………………………… 3
　2．典型例にみられる特徴 ……………………………………… 4
　3．いわゆる「不安神経症」とパニック障害とのちがい……… 6

II．パニック障害の診断
　　―DSM-IVの診断基準から ……………………………… 8
　1．パニック発作 ………………………………………………… 9
　　(1) ある時始まってある時間続いてやむ不安 ……………… 9
　　(2) 13項目のうち4項目以上の症状がある …………………10
　　(3) 突然始まって10分以内にピークに達する ………………10
　2．パニック発作の型 ……………………………………………11
　3．パニック障害の診断 …………………………………………12
　　(1) パニック発作の回数 ………………………………………13
　　(2) 発作後1カ月以上，予期不安その他のパニック発作関連
　　　　不安症状が持続すること …………………………………14
　　(3) 広場恐怖 ……………………………………………………14
　4．鑑別診断 ………………………………………………………15
　　(1) 一般身体疾患および物質誘発性疾患の除外 ……………15
　　(2) 他の精神疾患との鑑別 ……………………………………17
　5．DSM-IV記載のその他の随伴する特徴および障害 ………19
　　(1) 随伴する記述的特徴および精神障害 ……………………19

(2) 臨床検査所見 …………………………………………………………20
　　　(3) 随伴する身体検査所見および一般身体疾患 ………………………20
　　　(4) 有病率 …………………………………………………………………20
　　　(5) 経過 ……………………………………………………………………20
　　　(6) 家族研究 ………………………………………………………………21
　　6．ICD-10 のパニック障害の診断基準 ………………………………………21

III．パニック障害の疫学 …………………………………………………………25
　　1．有病率，性差，年齢差 ……………………………………………………25
　　2．症例数——診療統計から …………………………………………………28
　　3．精神科への来科経路 ………………………………………………………29

IV．遺伝歴および病前性格 ………………………………………………………32
　　1．家族（遺伝）研究 …………………………………………………………32
　　2．病前性格 ……………………………………………………………………33
　　　病前性格・コーピング（追記） ……………………………………………34

V．初発症状および発症状況 ………………………………………………………38
　　1．初発症状——パニック発作 ………………………………………………38
　　2．発症状況 ……………………………………………………………………41

VI．パニック障害の病像とその変化 ……………………………………………44
　　1．予期不安 ……………………………………………………………………44
　　2．広場恐怖 ……………………………………………………………………45
　　3．Sheehan のパニック障害の 7 段階経過 …………………………………47
　　4．パニック障害の病像経過—自験例から …………………………………48
　　5．パニック障害の合併精神症状 ……………………………………………50
　　6．パニック障害とうつ病 ……………………………………………………51
　　　(1) 症候学的調査 …………………………………………………………51

(2) 縦断的調査および疾病学的研究 …………………………52
　　(3) 家族研究 ……………………………………………………53
　　(4) 治療薬に対する反応 ………………………………………53
　　(5) その他の生物学的所見 ……………………………………53
　　　　a．受容体結合 ……………………………………………53
　　　　b．睡眠研究 ………………………………………………53
　　　　c．断眠 ……………………………………………………53
　　　　d．内分泌研究 ……………………………………………54

Ⅶ．パニック障害の4類型 …………………………………………57

　1．パニック障害についての著者らの基本的な考え方 …………57
　2．第Ⅰ型 ……………………………………………………………60
　　【症例1】【症例2】
　3．第Ⅱ型 ……………………………………………………………61
　　【症例3】【症例4】
　4．第Ⅲ型 ……………………………………………………………62
　　【症例5】
　5．第Ⅳ型 ……………………………………………………………63
　　【症例6】【症例7】【症例8】

Ⅷ．パニック障害の経過・予後 ……………………………………67

　1．不安神経症の経過・予後についての
　　　これまでの主な報告 …………………………………………67
　2．パニック障害の経過・予後 ……………………………………69
　パニック障害の転帰および類型と転帰との関係—自験例について ……71
　Naturalistic study と予後の予測因子 ……………………………73
　クオリティ・オブ・ライフ（QOL）………………………………74

IX. パニック障害の治療 ……………………………………78

1. パニック障害の薬物療法 ……………………………………79
2. 抗うつ薬 ……………………………………………………80
   (1) Gorman の imipramine 療法 ……………………………81
   (2) その他の抗うつ薬療法 …………………………………82
   (3) 抗うつ薬が有効な理由 …………………………………82
   (4) 抗うつ薬の作用機序 ……………………………………83
3. 抗不安薬 ……………………………………………………84
   (1) Sheehan の alprazolam 療法 ……………………………84
   (2) その他の抗不安薬 ………………………………………86
   (3) 抗不安薬が有効な理由 …………………………………86
      a. Benzodiazepine の作用機序 …………………………86
      b. Buspirone とセロトニン仮説 …………………………87
4. β-ブロッカー，クロニジン ………………………………88
5. 選択的セロトニン再取り込み阻害薬（SSRI）……………89
6. 薬物療法アルゴリズム ……………………………………90
7. 抗うつ薬と抗不安薬の特徴の比較―自験例から ………92
8. われわれの推奨する標準的な治療法 ……………………94
9. 長期薬物療法について ……………………………………95
10. 精神療法および行動療法 …………………………………97
    (1) パニック障害に対する一般的な精神療法 ……………97
    (2) 支持的精神療法の要諦 …………………………………98
       a. 患者の訴えをよく聞き，十分受け入れる …………98
       b. パニック障害の症状，原因，治療法および今後の
          見通しなどについての適切な説明と保証 …………98
       c. 薬物療法とその副作用についての十分な指示と説明 ……98
       d. 不安への対処法，患者自身の努力の強化 …………99
       e. ストレス解消法 ………………………………………99

(3) イクスポージャー法 …………………………………99
　　(4) その他の心理学的治療法 …………………………101
　認知行動療法 ……………………………………………103

X．パニック惹起物質およびパニック障害の病因仮説 …………………………………………108

　1．パニック惹起物質 ………………………………………108
　　(1) 乳酸ソーダ …………………………………………108
　　(2) 炭酸ガス ……………………………………………109
　　(3) カフェイン …………………………………………111
　　(4) ヨヒンビン …………………………………………112
　　(5) コカイン ……………………………………………112
　　(6) コレチストキニン …………………………………113
　2．パニック障害の病因仮説 ………………………………114
　　(1) ノルアドレナリン―青斑核仮説 …………………114
　　(2) セロトニン仮説 ……………………………………114
　　SSRI とセロトニン仮説 ………………………………116
　　(3) GABA-benzodiazepine 受容体仮説 ………………117
　　(4) その他 ………………………………………………117
　　　a．Klein の分離不安説 ………………………………117
　　　b．Sheehan の代謝異常説 ……………………………118
　　　c．Gorman の神経解剖学的仮説 ……………………118
　　　d．Ballenger の中枢性ノルアドレナリン系過敏性モデル …………118
　　　e．高橋の不安神経症治療のための説 ………………119
　　　f．田代の認知心理学的モデル ………………………119

付録（患者教育用パンフレット）「パニック障害」について …………123

　索　　引 ……………………………………………………129

I．パニック障害とはどのような障害か

　パニック障害 (panic disorder) とはその名の通り，パニック発作 (panic attack，いわゆる不安発作) を繰り返すことを本質的特徴とする障害 (疾患または症候群) である。1980年の米国精神医学会のDSM-III[1]にはじめて登場した診断カテゴリーであり，従来のいわゆる不安神経症のうち，不安発作を頻発するタイプのものにほぼ該当するが，単なる名称変更とは異なる新たな概念に基づいたものである。そのことは順次説明するとして，まず典型的と思われる症例を2例，以下に示す。

1．典型的な症例

【症例　A】　35歳，女，主婦
家族歴：夫 (36歳，会社員) と子供二人の4人家族。特別な遺伝負因はない。
既往歴：29歳の時，甲状腺機能亢進症と言われたことがある。その後は定期的検
　　　　査で異常はない。
生活史および性格：3年前現在地へ転居。おとなしく素直，気が小さい性格。
現病歴：2年8ヵ月前，夜自宅でくつろいでいた時，突然，動悸，息苦しさ，手
　　　　のしびれ，それが全身にひろがって体が硬直する感じと，死ぬかもしれ
　　　　ないと思うほどの強い不安に襲われた。救急車で病院を訪れ，診察と検
　　　　査を受けたが異常はなく，症状もその頃にはほとんど治まっていたので
　　　　そのまま帰宅した。しかしそれ以来軽い動悸を伴う不安の発作が毎日の

ように起こるようになった。また時には動悸とともにグラグラッとするめまいを伴う強い不安の発作が起こって，病院へ駆け込むこともある。発作が起きはしないかと常に不安で，特に夫が出張で不在の時は夜もよく眠れない。買物もひとりで行けないので，日曜日に夫に同伴してもらってまとめ買いをしている。あちこちの病院で検査を受けるが身体的には異常はなく，自律神経失調症と言われ安定剤の投与を受けているが，なかなか良くならない。知人の紹介で初めて当科（精神科）を訪れた。

現在症：小柄な女性で服装，身だしなみは整い，態度も落ち着いていて自然。病院なら安心なので一人で来られるのだと言う。それでも緊張してドキドキしていると言い，脈拍数104と多く，血圧も144/96 mmHgとやや高い（家では110-120/70台とのこと）。甲状腺腫はなく，その他一般的な診察や検査所見に異常はない。パニック発作（動悸，めまいを伴い，強いものと弱いものがあり，弱いものはほとんど毎日ある），予期不安，広場恐怖（独居恐怖および外出恐怖）を認め，DSM-III-R[2]のPanic Disorder with Agoraphobia（パニック障害，広場恐怖を伴う）と診断した。

治療経過：パニック障害の症状や治療法についてよく説明し，支持的精神療法を行うとともに，直ちに薬物療法を開始した。Alprazolam 0.4 mg 3錠，次いで6錠（分3）を投与し，これにより予期不安や全般性不安が減少し，外出困難も幾分緩和された。しかしパニック発作そのものは強度と頻度を減じたものの持続した。そこでimipramineを10 mg 1錠，次いで2錠，3錠（分3）と増量しつつ併用したところ，併用当初一過性の動悸・不安感の増強を見たが間もなく消失し，それとともにパニック発作が消失し他の症状も著明に改善した。不安や動悸がなくなり，買物や外出もひとりでできるようになり，夫の留守中も不安や不眠に苦しむことがなく，薬さえのんでいれば日常生活には全く問題がないと言う。軽度の薬物依存傾向を認め，alprazolamの減量に際して軽い離脱症状を認めたが，現在（初診後1年8ヵ月）はimipramine 10 mg 3錠（分3）とethyl lofrazepate 1 mg 1錠のみで良好な状態が維持されている。

【症例　B】　46歳，男，自営業

家族歴：妻（47歳）と息子3人の5人家族。父方叔母に自殺者がいる他には特に遺伝負因はない。

既往歴：23歳時，交通事故で右上肢を失う。他には特記すべきものなし。

生活歴および性格：高校中退。土建業に従事。右上肢を失ってからは独立し，現在は従業員15名を擁し自営。短気，強気な性格で，荒くれ男をあごで使うが，その反面几帳面，完全主義的な細心な面もある。

現病歴：4ヵ月前，ある朝ドリンク剤をのんだところ急に気持ちが悪くなり，動悸，息苦しさを覚え，近医受診。心電図の検査を受け，狭心症の疑いがあると言われて，救急車で当院循環器内科に搬送された。しかし再度の検査では異常は見出されず，症状もやがて治まった。以来しばしば何ら誘因なく胸苦しさ，息苦しさ，動悸などを伴う発作に見舞われるようになり，そのつど心臓が止まって死んでしまうのではないかという強い不安にかられ，病院を訪れる。しかし再三の精密検査でも心疾患の証拠は発見されず，症状も数分から長くて一時間位で治まる。また発作が起きはしないかという不安が常に頭にあり，妻と一緒でないと遠くへ行けない。また今回いつもの発作症状に加えて，イライラして気が狂ってしまうような感じがしたため，自ら主治医に頼んで精神科を紹介してもらい，当科を訪れた。

現在症：右上肢が上腕から切断されているが，日常生活に不自由はないと言う。陽に焼けてたくましい。礼儀正しく，そう刺激的には見えない。表情，言動は活気があり，多弁。しかし時々自分の胸を撫ぜ，不安なのだと言う。脈拍数114と多く，血圧は128/96 mmHgで拡張期がやや高い。その他一般身体所見に異常はない。パニック発作（息苦しさ，動悸，胸内苦悶等を伴い心臓発作恐怖が強い。今回は発狂恐怖が精神科受診の動機となっている），予期不安，広場恐怖（外出恐怖）を認め，DSM-III-RのPanic Disorder with Agoraphobiaと診断した。

治療経過：パニック障害とその症状についての説明・保証を含む支持的精神療法と薬物療法で治療を開始。Imipramine 30 mgとalprazolam 1.2 mgの併用で，約2週間後には症状著明に改善し，精神的に落ち着き日常生活

もほとんど元通りに回復した。Alprazolam を漸減し3ヵ月後からは imipramine のみとした。薬を中断した時に1回パニック発作があり，以来薬が離せないと言う。また，たまに胸のもやもやする感じと軽い息苦しさを覚えることがあり，以前の強い発作の時の恐怖感がなかなか忘れられないと言う。しかし外出はひとりで何処へでも出かけることができ，仕事や日常生活には全く支障はない。症状限定性発作，予期不安，薬物依存傾向を残しているが，現在(1年後)は薬物を imipramine 20 mg に減量し，これらの症状も次第に軽快しつつある。

2．典型例にみられる特徴

上に示した2症例にはパニック障害の特徴のいくつかがよく現れている。その第一は両者とも突然のパニック発作（不安発作）で発症し，またそれが主症状になっていることである。パニック発作は何ら特別なきっかけなしに（症例Aは自宅でくつろいでいて，症例Bはドリンク剤を飲んだという一応のきっかけがあるがその後の発作にはない），まるで青天の霹靂のように患者を襲う。激しい動悸や息苦しさ，めまいやしびれ感と共に，死ぬかと思うほどの強い不安に圧倒され，患者は救急車などで病院へ駆け込む。しかし症状は間もなくおさまり，心電図などの内科的検査でも異常はない（症例Bでははじめ狭心症を疑われたが後に否定されている）。その旨告げられて一旦帰宅するが，数日後に再び同様の発作に見舞われる。患者は心臓や命に別状ないと知ってはいるが，大の男も不安には勝てない。そのつど病院を訪れ，着くと安心するといった状態を繰り返す。

このような発作を繰り返すうちに，やがて発作の間欠期にもパニック発作の再発を恐れるようになる。これを予期不安と言い，第二の特徴となっている。またあのような発作が起きたらどうしようという懸念が頭を離れず，もし発作がおきた場合すぐに助けてもらえないような場所や状況に身を置くことを恐れ，避けるようになる。これが広場恐怖(agoraphobia，独居恐怖や外出恐怖の形をとるのが普通）であり，第三の特徴である。症例Aが夫の留守を恐れ，買物の外出もひとりでできなくなったのや，症例Bが妻に同伴してもらわぬと遠出ができなくなっ

たのは，いずれもこの予期不安と広場恐怖による。こうなると仕事や家事にも支障が出てくる。

このような状態は，人目には小心，依存的で神経質過ぎると映る場合が多い。本人自身も不安に負けて臆病になり，何でも人に頼らねばならない自分が情けないと感じ，意気消沈し，抑うつ的になる場合がある。また医者から何度否定されても，心臓病その他体の病気や健康のことを過度に心配し，doctor shopping を繰り返す心気状態に陥ることもある。その他日常生活の全般について何かにつけて不安・心配が絶えない慢性不安状態（全般性不安障害，Generalized Anxiety Disorder）を伴ってくる場合もある。これらは慢性期によく見られる病像であるが，症例A，Bでも多少，また一時的にこのような症状を伴っている。しかし診断名がつくほど明確ではない。

経過は案外長期化するものが多い。上の2例はともに今回の治療開始後は経過良好と言えるが，1年以上になって尚薬物療法を必要としている。初めから精神科を訪れるものは少ないので（2例とも元は内科に通院中であった），精神科にまわってくるものは長期経過をとるものや難治例が多いためという可能性もある。しかし経過は長引くことはあっても，一般的に言ってパニック発作自体に対する薬物療法は有効である。上記の2例はともに三環系抗うつ薬である imipramine と，benzodiazepine 系抗不安薬の alprazolam を使用し，有効であった。どちらも抗 panic 効果を持つと言われる薬物であり，benzodiazepine は予期不安にも有効とされる。但し後者には薬物依存の問題があるので，症状に合わせて減量するようにしている。パニック障害についての説明や，保証・激励を含む支持的精神療法は非常に重要である。これのみで患者は大いに安心し，自分が理解されたと感じ，医師を信頼するようになる。また広場恐怖の治療には根気のよい訓練が必要であるが，医師への信頼関係に裏付けられた支持的精神療法がその土台になる。

最後に，2例とも服装，態度，礼容が整い，自然で，訴え方もそれほどしつこくなく，少なくとも表面的には精神病はおろか神経症的な印象さえあまり与えない。比較的素直で控え目な扱いやすい患者である。この点も特徴の一つにあげられる。

3．いわゆる「不安神経症」とパニック障害とのちがい

　上記のような症例は従来の診断分類で言えば不安神経症である。それも不安発作を頻発するタイプのもの，いわば「不安発作頻発型不安神経症」である。それに二次的に外出恐怖や独居恐怖が加わったものと見ることができる。しかしいわゆる「神経症」の概念からは説明しにくい特徴もいくつか見出される。

　その第一は，主症状である不安発作（パニック障害ではパニック発作）に心因がない場合が多いことである。上記の2例も，何ら誘因なしに突然の不安発作で発症している。神経症に心因が見出せないことは少なくなく，それが無意識的なものであればなおさらとも言えるが，（敢えて無意識的心因を推定すれば，症例Aでは出張で不在がちな夫への不満，分離不安，あるいは性的誘惑にかられることへの罪悪感などが考えられる。しかしこれらは証明が困難なうえ，原因というより結果と考えた方がよいかもしれない。症例Bでは仮定すら困難である。）そのような仮定を排除すれば，心因とは無関係の spontaneous な不安発作こそ，上記症例の主症状と言えよう。性格的な特徴もまた神経症的な歪みが少ないのは上述の通りである。特に症例Bはおよそ神経症とは無縁な性格にさえ見える。心配症，依存的などの神経症的要素は，むしろ発症後の変化と考えられる。第三は，この不安発作に（三環系）抗うつ薬が特異的に効くことである。これは抑うつ的であるなしとは無関係である。抗不安薬も有効だが，alprazolam などの高力価 benzodiazepine を除いては不安発作より予期不安に効くとされる。上記症例でも確かにこのような効き方をしている。

　以上のような特徴に加えて，1980年米国精神医学会が採用したDSM-IIIは，仮説的な原因論を排除し記述現象学的な立場に立つ見地から，神経症というカテゴリーを廃止してしまった。不安神経症は真先に解体されてパニック障害その他に名を改め，新しい概念化が行われた。筆者も基本的にこの新しい概念化を歓迎するものであるが，一方ではこれらの症例に従来概念で言う「神経症的病像」が存在し，精神療法的取り組みが必要なこともまぎれもない事実である。現在のところ筆者は，非心因的・生物学的起源のパニック発作と，その繰り返しによって「神経症化」し二次的に生じた反応性の症状, 即ち予期不安や広場恐怖等が入りまじっ

て，現実のパニック障害の病像が形成されていると見るのが妥当ではないかと考えている。これについては後に述べる。

以上示したパニック障害の典型的症例とその理解を踏まえ，次にパニック障害を総論的に眺めてみることにしよう。

文　献

1) The American Psychiatric Association：Diagnostic and statistical manual of mental disorders, third edition, Washington, DC, APA, 1980.
2) The American Psychiatric Association：Diagnostic and statistical manual of mental disorders, third edition-revised. Washington, DC, APA, 1987.

II. パニック障害の診断
—DSM-IVの診断基準から

　パニック障害の診断は，DSM や ICD などの診断基準を用いて行われる。ここではDSM-IV[1]に基づいて解説する。診断に必要な実際の手続きは，症状の正確な把握と除外診断である。まず基本症状であるパニック発作について，条件を満たす発作があるかどうか，その型，頻度などを調べる。次いで予期不安，広場恐怖などの付随する症状について確かめる。最後は鑑別診断であり，器質性の疾患を除外できるかどうかを検討し，他の精神疾患との鑑別も行う。パニック障害は，特徴的な症状を中心に比較的まとまった疾患なので，診断は困難ではない。

　パニック障害の診断カテゴリーは，1980 年米国精神医学会が発行した DSM-III (Diagnostic and Statistical Manual of Mental Disorders, third edition 精神障害の診断と統計のためのマニュアル，第3版）にはじめて登場した。その際，従来の不安神経症のうち，不安発作を頻発するタイプのものがパニック障害として取り出され，びまん性の不安が持続するものは全般性不安障害，その他のものは非定型不安障害に分類された。1987 年の DSM-III-R ではさらに部分的な改定がなされ，全体として診断基準がゆるめられた。中でもうつ病（Major Depression），身体化障害，精神分裂病などに起因しないとする条件がはずされている点が注目される（つまりこれらとの並列診断-合併 comobidity-が認められた）。また広場恐怖がパニック障害の下位分類に組み込まれた。

　1994 年には DSM-IV が発表された。パニック障害については，実質的な変更はほとんどなかったが，いくつかの小変更が行われた。パニック発作や広場恐怖を独立させて別に基準を設けて定義したこと，パニック発作の種類と発作後の二次的不安状態をより明確化したこと，発作頻度の条件を緩和したことである。全体

としてより refine された形への改訂で，臨床的にも一層使いやすくなったと言えよう。

1．パニック発作

　パニック障害の診断は，まず基本症状であるパニック発作を確認することから始まる。パニック発作自体は，パニック障害以外の精神疾患でも見られる非特異的な症状であり，DSM-IVではコード番号のついた障害名とは別に示されている（表1）。その定義を見ると，以下のような要件を満たす不安(パニック性不安 panic anxiety と呼ぶ）であることがわかる。

（1）ある時始まってある時間続いてやむ不安
　パニック発作の要件の第一は，ある時始まってある時間続いてやむ不安である

表 1. パニック発作（panic attack）の診断基準

　強い恐怖または不快を感じるはっきり他と区別できる期間で，その時，以下の症状のうち4つ（またはそれ以上）が突然に発現し，10分以内にその頂点に達する。
　(1) 動悸，心悸亢進，または心拍数の増加。
　(2) 発汗。
　(3) 身震いまたは震え。
　(4) 息切れ感または息苦しさ。
　(5) 窒息感。
　(6) 胸痛または胸部不快感。
　(7) 嘔気または腹部の不快感。
　(8) めまい感，ふらつく感じ，頭が軽くなる感じ，または気が遠くなる感じ。
　(9) 現実感消失（現実でない感じ），または離人症状（自分自身から離れている）。
　(10) コントロールを失うことに対する，または気が狂うことに対する恐怖。
　(11) 死ぬことに対する恐怖。
　(12) 異常感覚（感覚麻痺またはうずき感）。
　(13) 冷感または熱感。

（文献1)より引用）

ことである。診断基準では"discrete period of intense fear or discomfort"と表現されている。つまり持続性ではない，エピソード性の不安ということであり，それが繰り返される。ICD-10では"episodic paroxysmal anxiety"（エピソード性発作性不安）と表現されているが，まさにその通りである。DSM-IVでは不安（anxiety）という言葉のかわりに，恐怖（fear）または不快（discomfort）と表現されているが，これは意味を表す言い替えであると同時に，不安や恐怖の自覚がなく，身体的な不快感の訴えのみのパニック発作を主症状とするパニック障害の亜型（nonfearful panic disorder）[3]を許容する表現でもある（ただしこの亜型は未だ公認されてはいない）。

（2）13項目のうち4項目以上の症状がある

　パニック発作の要件の第二は，診断基準にあげられている13項目のうち4項目以上の症状があることである。これらの症状リストは，動悸，頻脈，胸痛などの心血管系症状。息切れ，息苦しさ，窒息感などの呼吸器症状。吐き気，腹部不快感などの胃腸症状。めまい，気が遠くなる感じ，ふるえ，しびれなどの神経症状。発汗，冷・熱感などのその他の全身症状，および離人感，非現実感，死恐怖，発狂恐怖などの精神症状から成っている。パニック発作ではこれらのうち4項目以上の症状が見られるが，4項目未満の場合は症状限定性発作と言う。

（3）突然始まって10分以内にピークに達する

　前記のパニック発作の4項目以上の症状は，突然始まって10分以内にピークに達する。何らかの前兆（違和感など）のある場合もあるが，通常は突然始まって，前記の諸症状がほとんど一斉に襲ってくる。患者は危険ないし破局が差し迫った，逃げ出したい感じにかられ，いわゆるパニックの状態に陥る。最初に自覚するのは動悸，息苦しさなどの身体症状で，それに引き続いて不安や恐怖が起こってくる場合が多い。

　パニック発作の持続時間は，通常は数分から数十分程度である。何時間も続いたと訴えられるのは，発作後の疲労や興奮状態と混同しているか，他の不安（恐怖症性の不安，予期不安，全般性不安など）である場合がほとんどである。

2．パニック発作の型

　パニック発作はその起こり方—発症と状況因子（situational triggers）との関係—によって，次の3つの型に分けられる。これらを鑑別することは，パニック障害の診断の上で重要である。

　（1）**unexpected panic attack**：状況と無関係に spontaneous に起こるパニック発作のことで，「予期しないパニック発作」である。パニック障害では必ずこの型のパニック発作がなければならない。

　（2）**situationally bound panic attack**：状況依存性に起こる予測可能なパニック発作である。例えばヘビ恐怖の人がヘビを見たときに起こすような，その状況にさらされれば必ず起こるパニック発作で，恐怖症（特定恐怖および社会恐怖）に特徴的なパニック発作である。その他の不安障害や精神病でも見られる。

　（3）**situationally predisposed panic attack**：ある状況で起こりやすいが必ず起こるとは限らない，状況準備性のパニック発作である。例えば車を運転中にパニック発作が起こりやすいが，必ず起こるというわけではなく，車を降りて1時間もたってから起こったりする。(1)の variant と考えられる発作で，広場恐怖を伴うパニック障害でよく見られる。その他の恐怖症でも見られる。

　パニック障害では(1)のタイプの「予期しないパニック発作」が本来の発作である。それが繰り返される（最低2回以上起こる）ことが診断の必須条件である。しかし経過が長引くに従って(3)のタイプの発作もしばしば見られるようになり，また(2)のタイプの発作もあり得るので，入り交じっているのが普通である。

　なお，「予期しないパニック発作」の一種に「睡眠パニック」がある。夜間睡眠中にパニック発作を起こすもので，患者は「夜寝ていて発作で目が覚めた」と訴える。恐い夢を見ていたわけでもないのに，動悸，息苦しさ，胸苦しさなどを覚え，不安に襲われ，寝ていられない。sleep(related)panic attack, nocturnal panic などと呼ばれる。Mellman ら[8]によれば，パニック障害の患者の69％が経験し，33％は繰り返すと言う。睡眠ポリグラフ研究で，REM 睡眠中の悪夢や過呼吸によるものでないことが確かめられており，心因説を否定する有力な証拠とも言われている[6]。患者はしばしば発作を恐れて就眠恐怖や不眠を訴える。

3. パニック障害の診断

「予期しないパニック発作」の存在が確認できたら,パニック障害の診断基準(表2)に照らして,その他の条件を満たすかどうかを検討する。一つはパニック発作の回数,他の一つは発作後1カ月以上にわたって,予期不安その他のパニック発作関連の不安症状が持続しているかどうかである。次いで広場恐怖の有無を調べ,二つの亜型にわける。広場恐怖については,やはりDSM-IVでは,パニック発作と同様に障害名とは別に定義されている(表3)。

診断基準では,最後にパニック発作が器質性疾患や他の精神疾患によるものでないとの除外の条件が設けられている。臨床的には,パニック発作とわかった時点で,真っ先にそれが器質性か否か,他のより重症な精神病などによるものでないかどうかの鑑別を行うべきである。

表 2. 広場恐怖を伴うパニック障害(panic disorder with agoraphobia)の診断基準

A.(1)と(2)の両方を満たす。
 (1) 予期しないパニック発作が繰り返し起こる。
 (2) 少なくとも1回の発作の後1ヵ月間(またはそれ以上),以下のうち1つ(またはそれ以上)が続いていたこと。
  (a) もっと発作が起こるのではないかという心配の継続。
  (b) 発作またはその結果が持つ意味(例:コントロールを失う,心臓発作を起こす,"気ちがいになる")についての心配。
  (c) 発作と関連のある行動が大きく変化する。
B. 広場恐怖が存在している*。
C. パニック発作は,物質(例:乱用薬物,投薬)または身体疾患(例:甲状腺機能亢進症)の直接的な生理学的作用によるものではない。
D. パニック発作は,以下のような他の精神疾患ではうまく説明されない。例えば,社会恐怖(例:恐れている社会的状況に暴露されて生じる),特定恐怖(例:特定の恐怖状況に暴露されて),強迫性障害(例:汚染に対する強迫観念のある人が,ごみに暴露されることで),外傷後ストレス障害(例:強いストレス因子と関連した刺激に反応して),または分離不安障害(例:家を離れたり,または身近の家族から離れたりした時)。

---
 *:広場恐怖が存在しない場合は,「広場恐怖を伴わないパニック障害」と診断される。

(文献[1]より引用)

表 3. 広場恐怖（agoraphobia）の診断基準

A. パニック発作またはパニック様症状が予期しないで，または状況に誘発されて起きたときに，逃げることが困難であるかもしれない（または恥ずかしくなってしまうかもしれない）場所，または助けが得られない場所にいることについての不安。広場恐怖が生じやすい典型的な状況には，家の外に一人でいること，混雑の中にいることまたは列に並んでいること，橋の上にいること，バス，汽車，または自動車で移動していることなどがある。

注 1つまたは二，三の状況だけを回避している場合には特定の恐怖症の診断を，または社会的状況だけを回避している場合には社会恐怖を考えること。

B. その状況が回避されている（例：旅行が制限されている）か，またはそうしなくても，パニック発作またはパニック様症状が起こることを非常に強い苦痛または不安を伴い耐え忍んでいるか，または同伴者を伴う必要がある。

C. その不安または恐怖症の回避は，以下のような他の精神疾患ではうまく説明されない。例えば，社会恐怖（例：恥ずかしさに対する恐怖のために社会的状況のみを避ける），特定の恐怖症(例：エレベーターのような単一の状況だけを避ける)，強迫性障害(例：汚染に対する強迫観念のある人が，ごみを避ける)，外傷後ストレス障害(例：強いストレス因子と関連した刺激を避ける)，または分離不安障害(例：家を離れることまたは家族から離れることを避ける）など。

(文献[1]より引用)

（1）パニック発作の回数

　診断基準では「予期しないパニック発作が繰り返し起こる」となっている。「繰り返し（recurrent）」とは最低2回以上と言うことであるが，ふつうはもっと頻繁に起こる。注意すべきは，「予期しないパニック発作」以外の発作は，何回あってもこの条件を満たさないことである。症状限定性発作も同様である。パニック発作の診断基準を満たし，なおかつ上記のパニック発作の型の(1)に該当する発作が2回以上あることが必要である。

　パニック発作の回数や頻度の条件については，DSM-ⅢやDSM-Ⅲ-Rでそのつど小変更されてきており，未だ確定的なものとは言えない。将来の変更もあり得ると思われる。

(2) 発作後1カ月以上, 予期不安その他のパニック発作関連不安症状が持続すること

2番目の条件は, 発作後1カ月以上にわたって, 予期不安その他のパニック発作関連の不安症状が持続していることである。「またあのような発作が起こるのではないか」と不安に思うのが予期不安（正確には予期恐怖）であり, 最もよく見られる症状である。強いパニック発作の後にはたいていこの予期不安が起こり, 持続する。しかし診断基準では, 予期不安の訴えがない場合でも, 「コントロールを失うのではないか」「心臓発作ではないか」「気が狂ってしまうのではないか」など, 発作の結末についての心配が持続する場合は, この条件を満たすことになっている。また, 予期不安の訴えも, 上記のような発作の結末についての心配の訴えもない場合でも, 行動上に明らかに発作と関連した大きな変化が認められれば, それでもよい。例えば仕事を休む, 辞めるなどである。

(3) 広場恐怖

DSM-IVでは, 広場恐怖も恐怖症の一型というよりは, パニック発作と同様に非特異的症状として扱われ, 障害名とは別に診断基準が設けれらている。DSM（米国学派）の考え方では, 広場恐怖の大部分はパニック発作に起因して二次的に生じてくると考えられており, それ以外の広場恐怖も, パニック発作類似症状か症状限定性発作に引き続いて二次的に起こってくると考えられている。この点, 広場恐怖の診断を優先し, パニック発作をその重症型とみなすICD-10（欧州学派）[9]の考え方と対照的である。ここではDSM-IVに基づく診断について解説するので, 広場恐怖はパニック障害の亜型を決める随伴症状として位置づけられる。

1) 広場恐怖の診断基準

広場恐怖の診断基準（表3）は3つの要件から成っている。1つはパニック発作あるいはパニック様症状に対する恐怖である。パニック様症状(panic-like symptoms)と言うのは, 「突然めまいの発作が起こるのではないか」「突然発作的に下痢してしまうのではないか」など, パニック発作に類似した恐怖症状のことである。パニック発作の場合は「予期しないパニック発作」または「状況準備性(situationally predisposed)パニック発作」であり, このようなパニック発作やパニック様症状が起きたとき, そこから逃げられないような, 恥をかくような,

あるいは助けが得られないような，場所や状況を恐れるのが広場恐怖である。典型的には，単独での外出，人混み，列に並ぶこと，橋の上，バス，列車，自動車などに乗ることなどが，恐怖の対象となる。

　2つめの要件は，それらの恐怖に伴う回避行動である。単独で外出したり，乗り物に乗って旅行したりすることが出来ない。あるいは出来る場合でも，強い不安や苦痛を伴い，それを我慢している，あるいは同伴者を必要とするなどがある。

　3つめの要件は，他の恐怖症や不安障害との鑑別である。社会的状況のみを恐れる社会恐怖，単一の状況を恐れる特定恐怖などと鑑別する。

2）2つの亜型

　パニック障害は，上記の広場恐怖の有無によって「広場恐怖を伴うパニック障害」と「広場恐怖を伴わないパニック障害」の2つの亜型に分けられる。パニック発作の繰り返しに予期不安を伴っていれば，すべての例で広場恐怖が起こって来てもよさそうに思われるが，実際にはそうでもない。臨床場面でも2：1程度で，広場恐怖を伴わないパニック障害も見られる。

4．鑑別診断

（1）一般身体疾患および物質誘発性疾患の除外

　パニック障害の診断の上で，パニック発作の同定に次いで重要なのが，この一般身体疾患および物質誘発性疾患の除外である。パニック発作の診断基準では，発作の原因は問わない。パニック発作は非特異的症状なので，身体疾患によるものでも薬物によるものでも，パニック発作はパニック発作である。しかしパニック障害と診断するためには，これらが除外され，いわゆる非器質性のパニック発作でなければならない。パニック発作やその類似症状を起こしてくる一般身体疾患や物質誘発性疾患にはどのようなものがあるか，以下は除外すべき主な疾患である（Fyerら[4]による）。各疾患ごとに注意すべき主な点について述べる。

1）甲状腺機能障害（機能亢進症および低下症）

　甲状腺機能障害では不安症状はごくありふれた症状である。パニック発作のある場合，FT_3，FT_4，TSH の測定による甲状腺機能検査は routine に行うべきで

あろう。
2）副甲状腺機能亢進症
　甲状腺機能障害に比べれば少ないが，疑われれば血中 Ca を測定し除外する。
3）副腎機能障害
　褐色細胞腫はまれなものだが，不安とともに頭痛，頻脈，発汗，潮紅，ふるえ，高血圧などが見られる。疑われる場合は，尿中カテコラミン代謝物の測定を行う。
4）前庭機能障害
　不安とともに，めまい，嘔気，嘔吐，運動失調などが見られたら，前庭機能障害を疑って，耳鼻科あるいは神経医にコンサルトすべきである。
5）発作性疾患
　側頭葉てんかんでパニック性不安症状が見られることが少なくない。その他の症状から器質性疾患が疑われたら，EEG を実施し，神経医にコンサルトする。
6）中枢神経刺激薬の中毒
　アンフェタミン，カフェイン，コカインなどの中枢神経刺激薬の中毒により，パニック発作が起こることがある。
7）中枢神経抑制薬からの離脱
　アルコール，バルビタールなどの中枢神経抑制薬からの離脱が，パニック発作を起こすことがある。
8）心血管系疾患
　多くの心血管系疾患がパニック発作様の症状を起こす。中でも不整脈や上室性頻拍では胸痛，頻脈，脈が跳ぶなどの訴えが多く，心電図検査が必要である。
　僧帽弁逸脱症については，パニック障害との特定の関連性は証明されておらず，たとえあったとしてもパニック障害の診断を除外しない（注，参照）。

＊注：僧帽弁逸脱症（mitral valve prolapse；MVP）は，僧帽弁が閉鎖時に左房側へ異常に膨隆するもので，聴診上収縮中期ないし後期にクリック音と雑音を聴き，心エコー図で確認される。胸痛，動悸，めまい，易疲労などが訴えられ，不整脈や ST，T 変化が見られることがあるが，これのみでは病的意義は少ない。パニック障害には一般人より高率に MVP が見られるとの報告があるが（Liberthson ら（Liberthson R, Sheehan DV, King MR, et al：The prevalence of mitral valve prolapse in patients with panic disorders. Am J Psychiatry 143：511-515, 1986）によれば，一般人口ではおよそ 5％に対してパニック障害では 34 ないし 39％），因果関係は確認されていない。

9) 低血糖

　発汗，ふるえ，しびれ，動悸などの症状が共通しているが，言語不明瞭，目のかすみ，飢餓感，鎮静などは低血糖に特有である。

　鑑別すべき身体疾患は多いが，精神科への受診時には，すでに他科で身体的な検査を受け，異常がないと告げられてきている場合が多い。特に患者の自覚症状の中心である呼吸・循環器系疾患については，一応除外されている場合がほとんどであろう。**心血管系疾患**については，一般に閉経前の女性であればその可能性は少なく，40歳以上の男性で家族歴のある場合には注意を要することが目安になる。

　逆に若い女性に多く見られる診断名が「過換気症候群」である。代表的な呼吸器系心身症の一つにあげられ，過換気による動脈血CO_2分圧の低下に伴う呼吸性アルカローシスが，症状発生の病態生理とされている。しかし最近の厳密な方法論を用いた研究によると，この定説は疑問で，paper-bag 法によるPCO_2の回復が治療効果をもたらすというのも，根拠に乏しいと報告されている[2,7]。過換気症候群の診断でなかなか改善しない場合，診断基準に照らしてパニック障害に該当しないかどうか確かめてみる必要がある。パニック障害であれば，CO_2濃度の上昇はかえって逆効果の可能性もあるからである[5]。

　呼吸・循環器系疾患以外では，甲状腺および副甲状腺疾患，前庭機能障害，側頭葉てんかん，それに薬物中毒と薬物からの離脱症状に特に注意すべきである。パニック障害には，他の多くの精神疾患と同様に，biological marker と言えるものはない。パニック発作類似症状を呈する身体疾患に注意し，除外していく作業が必要である。

（2）他の精神疾患との鑑別

　パニック発作は非特異的症状であるから，さまざまな精神疾患で見られる。最も多いのは他の不安障害である。恐怖症，強迫性障害，外傷後ストレス障害，小児の分離不安障害などで，パニック発作がしばしば見られる。これらの鑑別にはDSM-IVの「鑑別診断のための判定系統樹」が役立つ。ポイントは，前述のパニック発作の型を鑑別することと，恐怖および回避の対象が何かを明らかにすること

である。
1）恐怖症

　社会恐怖でも特定の恐怖症でもパニック発作が起こるが，それらは恐怖対象に暴露されたときに起こる「状況依存性パニック発作」である。「状況準備性パニック発作」もありうるが「予期しないパニック発作」の繰り返しはない。

　恐怖と回避の対象は，言うまでもなく，社会恐怖では人前などの社会的状況，特定の恐怖症では動物，高所などの特定の対象または状況である。広場恐怖（を伴うパニック障害）と紛らわしい場合もあるが，広場恐怖では「予期しないパニック発作」がいつどこで起こるか分からないので，特定の状況だけが対象になることはなく，回避される状況が多岐にわたっているのがふつうである。

2）強迫性障害

　強迫観念の対象に暴露されたり，強迫観念や強迫行為に抵抗しようとすると，パニックに陥ることがある。また，例えば不潔恐怖と洗浄強迫のある患者が，汚染の可能性のある状況を避けるように，回避症状も起こる。

3）外傷後ストレス障害

　原因となった心的外傷体験に似た状況や，思い出させるような刺激に直面したとき，パニックを起こす。またそのような状況を避ける。

4）分離不安障害

　こどもが親や家から離されそうになったとき，パニックを起こす。

　以上のような不安障害では，パニック発作の型と恐怖および回避の対象に注目することで鑑別できるが，実際には合併（comorbidity）もよく見られる。DSM-IVの記述では，パニック障害で社会恐怖を合併するものは15〜30％，特定の恐怖症が10〜20％，強迫性障害8〜10％，全般性不安障害25％とされている。

5）うつ病

　不安障害以外ではうつ病が重要である。うつ病ではしばしばパニック発作が見られるし，広場恐怖に似た引きこもりも起こる。うつ病エピソードの期間中に限って見られる場合は，うつ病としてとらえ，パニック障害の付加診断名はつけないが，「予期しないパニック発作」の繰り返しと1カ月以上続く予期不安があって，診断基準を満たす場合は，両方の診断名をつけることになっている。DSM-IVでは，大うつ病性障害の合併は50〜65％にのぼると言う。1/3がパニック障害の発

症に先行し，残りの2/3が同時かパニック障害の発症後と述べられている。

大うつ病性障害の基準を満たさないうつ症状もしばしば見られる。パニック発作や広場恐怖による意気消沈 demoralization もその一つである。

6）その他

身体化障害や心気症などの身体表現性障害でも，不安の高まりや動悸，頻脈，息苦しさ，胸痛，めまい，吐き気などの身体症状がしばしば見られる。不安の性質（パニック発作かどうか）と訴えの焦点（パニック発作に関するものか，多彩な身体症状や身体疾患に関するものか）を見極めて鑑別する。やはり合併も多い。

5．DSM-IV記載のその他の随伴する特徴および障害

DSM-IVにはその他の随伴する特徴および精神障害として，次のように記述されている。

（1）随伴する記述的特徴および精神障害

持続性あるいは間欠性の不安：予期不安や発作の結末についての心配以外にも，あらゆることに過剰な不安や心配をもちやすい。よく見られるのは健康に関することや，愛する対象との別離に関することである。わずかな身体症状や薬の副作用にも過度の心配を抱きやすい。パニック障害の診断がなされていない人では，何か未知の致命的な病気にかかっているのではないかとの心配から，慢性の不安に悩まされ，たびたび病院を訪れたりして，精神的にも経済的にもまいってしまうことがある。

一人暮らしや離婚のために家を離れるなどの重要な対人関係や破綻が，パニック障害の発症や悪化と結びつくことがある。

意気消沈 demoralization：demoralization はよくみられる。そのため日常的な仕事もできなくなり，元気がなくなり，恥ずかしいと感じ，不幸に思う。それを自分に強さが足りないせいだとか，性格の弱さのせいにしやすい。demoralization が全般化すると，学校や仕事も休みがちとなり，退学や失業に至ることもある。

合併精神障害：パニック障害に合併しやすい精神障害には以下のようなものがある。

大うつ病性障害—しばしば（50〜65％）見られる。その約1/3はうつ病が先行し，残りの2/3は同時かあるいはパニック障害が先行する。

物質関連障害—アルコールや薬物に頼って自ら不安を鎮めようとして起こる。

他の不安障害—やはりしばしば見られる。社会恐怖15〜30％，強迫性障害8〜10％，特定恐怖10〜20％，全般性不安障害25％などのほか，小児の分離不安障害も見られる。

（2）臨床検査所見

パニック障害の診断に特徴的な臨床検査所見はない。対照に比べて異常とされる所見はいくつか見出されており，代償性の呼吸性アルカローシス（PCO_2の低下，重炭酸イオンの低下，pHはほぼ正常）の兆候を示す者がいる。乳酸ナトリウムの注入あるいはCO_2の吸入で，他の不安障害より発作を起こしやすい。

（3）随伴する身体検査所見および一般身体疾患

発作時には一過性の頻脈や収縮期圧の上昇が見られることがある。僧帽弁逸脱症と甲状腺疾患が一般人口に比べて多いとの報告があるが，有病率に差はないという報告もある。

（4）有病率

世界における疫学調査の結果は大体一定していて，パニック障害（広場恐怖を伴うもの，伴わないもの合わせて）の生涯有病率は1.5〜3.5％，年間有病率では1〜2％である。一般人口を対象とする疫学調査では広場恐怖を伴うものは約1/3〜1/2だが，臨床調査ではこれよりずっと多い。

（5）経過

発症年齢はばらつきが大きいが，最も多いのは青年期後期で，30代半ばにも小さい山があって，二峰性（bimodal distribution）を示す。小児期に発症するもの，まれだが45歳以降に発症するものもある。経過は，臨床例で見る限り，一般的に

言って慢性である。慢性ではあるが症状の消長（waxing and waning）があり，一定の無症状期をはさんで挿間性の経過をとる場合も多い。また症状持続性の難治例もある。広場恐怖はどの時点でも起こりうるが，通常はパニック発作の繰り返しが始まって1年以内に発症する。パニック発作の軽快に伴って広場恐怖も軽快する場合もあるが，パニック発作の有無と関係なく広場恐怖が慢性に続く場合もある。ある種の状況を避けていればパニック発作があまり起きないと言う人もいる。第三次医療機関における調査（naturalistic study）では，治療開始後6～10年の転帰は，30％が良好，40～50％は症状はあるが改善，20～30％は不変または悪化である。

（6）家族研究

パニック障害患者の第1度親族がパニック障害になる確率は，対照の4～7倍である。双生児研究でも遺伝の寄与が示されている。しかし臨床場面では患者の1/2～3/4は第1度親族にパニック障害をもつものはいない。

6．ICD-10のパニック障害の診断基準

WHOのICD-10にもパニック障害の診断名がある。ICD-10にはDSMの考え方が強く影響しており，診断基準（ガイドライン）の導入等各所にそれが見られる。しかし伝統的な診断分類体系もまだ幾分残されており，それとのいわば折衷・妥協的な内容となっている。パニック障害についても同様であり，伝統的な欧州学派の不安障害におけるphobia優先の考え方が残されている。ここに研究用診断基準（DCR）に示されたパニック障害の診断基準を示す。

F41　他の不安障害

F41.0　パニック［恐慌性］障害（エピソード［挿間］性発作性不安）Panic disorder (episodic paroxysmal anxiety)

　　A．反復性のパニック発作で，特別な状況や対象に一致してともなってくるものでなく，自然に起こることが多い(すなわち，エピソードは予知できない)。パニック

発作は，懸命な努力の必要な状況や危険にさらされる状況および生命を脅かされる状況にともなうものではない。

B．パニック発作は下記のすべてを特徴とすること．
 (1) 激しい恐怖または不安の明瞭に区別されるエピソード
 (2) 突発的な開始
 (3) 数分のうちに最強となり，少なくとも数分間は持続
 (4) 下記のうち少なくとも4項が存在し，そのうち1項は（a）から（d）のいずれかであること

自律神経性の刺激による症状
　（a）動悸，または強く脈打つ，あるいは脈が速くなる
　（b）発汗
　（c）振戦または震え
　（d）口渇（薬物や脱水によらないこと）

胸部，腹部に関する症状
　（e）呼吸困難感
　（f）窒息感
　（g）胸部の疼痛や不快感
　（h）嘔気や腹部の苦悶（例；胃をかき回される感じ）

精神状態に関する症状
　（i）めまい感，フラフラする，気が遠くなる，頭がくらくらする感じ
　（j）物事に現実味がない感じ(現実感喪失)，あるいは自分自身が遠く離れて「現実にここにいる感じがしない」(離人症)
　（k）自制ができなくなる，「気が狂いそうだ」，あるいは気を失うという恐れ
　（l）死ぬのではないかという恐怖感

全身的な症状
　（m）紅潮または寒気
　（n）シビレ感またはチクチクする痛みの感覚

C．略

(文献[9]より引用)

　ICD-10のパニック障害もパニック発作を主症状とする障害で，名称も同じ，診断基準も大体同じである．パニック障害の別名である挿間性発作性不安 episodic paroxysmal anxiety というのは，本障害の特徴をよく言い表している．最も異なっている点は恐怖症との優先順位で，ICD-10の診断ガイドラインには次のように記述されている．

……この分類では，一定の恐怖症的状況で起こるパニック発作は，恐怖症の重篤な表現とみなされ，診断的優先権は後者に与えるべきである。パニック障害それ自体は，F40.-のいかなる恐怖症も存在しない場合にのみ診断すべきである。(以下略)

そしてF40.0の広場恐怖の項目の下に，

　F40.00　パニック障害をともなわないもの

　F40.01　パニック障害をともなうもの

が置かれている。(融　道男, 中根允文, 小見山　実監訳：ICD-10 精神および行動の障害―臨床記述と診断ガイドライン―. 医学書院, 東京, 1994)

しかし全体としてはICDがDSMを追いかけている状況であり，本書ではDSM-IVの診断基準に準拠して以下の記述を進めて行くこととする。

文　献

1) American Psychiatric Association：Diagnostic and Statistical Manual of Mental Disorders, Fouth Edition. American Psychiatric Association, Washington, DC, 1994―高橋三郎, 大野　裕, 染矢俊幸 (訳)：DSM-IV精神疾患の分類と診断の手引き. pp 191-162, 医学書院, 東京 (1995)

2) Bass C：Hyperventilation syndrome：a chimera？ J Psychosom Res 42：421-426 (1997)

3) Beitman BD, Kushner M, Lamberti JW, Mukerji V：Panic disorder without fear in patients with angiographically normal coronary arteries. J Nerv Ment Dis 178：307-312 (1990)

4) Fyer AJ, Mannuzza S, Coplan JD：Panic disorder and agoraphobia. in Kaplan HI, Sadock BJ：Comprehensive Textbook of Psychiatry, 6 th ed., Williams and Wilkins, Baltimore, pp.1191-1204, 1995

5) Gorman JM, Askanazi J, Liebowitz MR, Fyer AJ, Stein J, Kinney JM, Klein DF：Response to hyperventilation in a group of patients with panic disorder. Am J Psychiatry 141：857-861, 1984

6) Hauri PJ, Friedman M, Ravaris CL：Sleep in patients with spontaneous panic attacks. Sleep 12：323-337 (1989)

7) Hornsveld HK, Garssen B, Fiedeldij Dop MJC, van Spiegel PI, de Haes JCJM：Double-blind placebo-controlled study of the hyperventilation provocation test and

the validity of the hyperventilation syndrome. Lancet 348：154-158（1996）
8) Mellan TA, Uhde TW：Sleep panic attacks：New clinical findings and theoretical implications. Am J Psychiatry 146：1204-1207（1989）
9) World Health Organization：The ICD-10 Classification of Mental and Behavioural Disorders：Diagnostic criteria for research. World Health Organization（1993）―ICD-10 精神および行動の障害―DCR 研究用診断基準―，中根允文，岡崎祐士，藤原妙子（訳），pp 109-110, 医学書院，東京（1994）

III. パニック障害の疫学

1. 有病率, 性差, 年齢差

　パニック障害の疫学調査は，この疾患概念や診断基準が明確化された米国でいくつか行われている。他にはスイスのチューリッヒの調査等がある。Weissman[1]によると，RDC（研究用診断基準，DSM-IIIの前身）またはDSM-IIIを用いて行われたこれまでのパニック障害の疫学調査の結果は表4の通りである。

　表4によると，パニック障害の有病率はチューリッヒ調査を除いて0.4～1.2%である。最も包括的な調査であるECA調査（Epidemiologic Catchment Area Program surveys——米国のNIMHにより行われた地域調査）の結果は割合一致していて，6ヵ月有病率で0.6～1.0%である。女性に多く，25～44歳の年齢層

表 4. RDCまたはDSM-IIIを用いたパニック障害の有病率 (%)

調査名および調査地域	有病率調査期間	有病率(%)
ECA調査(1982)：ニューヘブン	6ヵ月	0.6
バルチモア	6ヵ月	1.0
セントルイス	6ヵ月	0.9
ピドモント	6ヵ月	0.7
ロスアンジェルス	6ヵ月	0.9
ニューヘブン調査(1975)	1ヵ月	0.4
チューリッヒ調査(1978～)	1年	3.1
精神療法薬使用状況全国調査(1979, 米)*	1年	1.2

　＊ 広場恐怖を伴うパニック障害　　　　　　　　(Weissman MM, 1988[1])

表 5. パニック障害（DSM-III）の人口千対有病率

(ECA 調査 1980-1982)

	ニューヘブン (n=26)*	バルチモア (n=33)	セントルイス (n=33)
性別			
男	3.0	7.9	7.4
女	10.5	11.7	10.2
年齢			
18-24歳	3.5	10.1	8.7
25-44	10.7	12.5	13.2
45-64	4.3	11.8	7.1
65歳以上	2.2	1.2	0.6
教育年数			
0-8年	2.8	13.2	20.7
9-11	8.9	14.4	4.4
12	7.0	4.9	6.9
13年以上	6.0	7.5	7.8
婚姻状況			
既　婚	4.3	6.5	7.6
死　別	9.7	4.3	9.0
別居／離婚	27.2	16.7	22.4
未　婚	4.6	15.2	6.0
人種／民族			
白　人	6.7	7.3	7.2
その他	8.1	14.9	9.0
全　体	6.3	10.0	8.9

＊ n：症例数　　　　　　　　(Von Korff MR, et al, 1985[2])

に多く，別居や離婚した者に多い。64歳以上は少なく，人種や教育程度とは無関係である(Von Korffら[2]，表5参照)。同じECA調査で広場恐怖は2.7～5.8％，強迫神経症は0.7～2.1％，ニューヘブン，チューリッヒおよび全国調査で全般性不安障害は2.5～6.4％である。不安障害全体では4～8％と見積もられているから，パニック障害の有病率は全般性不安障害などと比べてかなり少ない方と言える。

　これには診断基準が関係しており，パニック障害の診断基準は満たさないが，

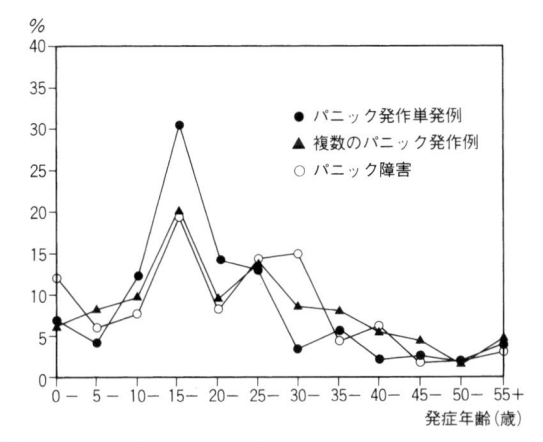

図 1. ECA 調査(ニューヘブン，バルチモア，セントルイス，1980-1982)によるパニック発作単発例，複数のパニック発作例，およびパニック障害(DSM-Ⅲ)の発症年齢の分布(%)

(Von Korff MR, et al, 1985[2])

パニック発作のあるものはかなり多いことが分かっている。Von Korff らによれば，simple panic attack（パニック発作が1回以上あっただけの者）を含めると，パニック発作の6ヵ月有病率は約3％であると言う。生涯に1回以上このような単発性のパニック発作（sporadic panic attack と言う）を経験したことのある者の数となると，もっと多いはずである。Wittchen[3] によれば，一般人口の男の約7％，女の約11％が少なくとも1回以上のパニック発作の経験があると言う。

発症年齢については，やはり ECA 調査から Von Korff らが調べた結果によると，15〜19歳が最も多く，40歳以上は少なくなっている（図1）。

パニック障害と他の障害との合併も少なくない。パニック障害と他の不安障害との合併やうつ病との合併が多い。Weissman[1] によれば，一般に不安障害は一人の患者の生涯に二つ以上起こる傾向があると言う。1975年の New Haven 調査では，全般性不安障害の80％以上が少なくとも一つ以上の他の不安障害を有しており，恐怖症の30％が生涯のいつかの時点でパニック障害を経験していた。また全般性不安障害の7％，パニック障害の2％，恐怖症の4％が，生涯のある時点でうつ病（Major Depression）を経験していたと言う。

パニック障害と広場恐怖との合併については，同じく Weissman が ECA の 5 地区の調査における広場恐怖の生涯有病率から集計したところでは，広場恐怖のみで他に何ら合併のないものが 23〜53％あり，広場恐怖にパニック障害を合併しているものは 6〜13％に過ぎず，パニック症状(パニック発作が 3 週に 3 回以下)を合併しているものは 16.8〜50.4％，その他の障害を合併しているものは 16.5〜28.1％であったと言う。Klein ら[4,5]が広場恐怖はパニック発作によって生じ，パニック発作のない広場恐怖は滅多にないとする主張と，疫学調査の結果とは異なっていたと述べている。

2．症例数——診療統計から

次にわれわれ[6,7]の病院での診療統計から見た状況を紹介すると，以下の如くである。

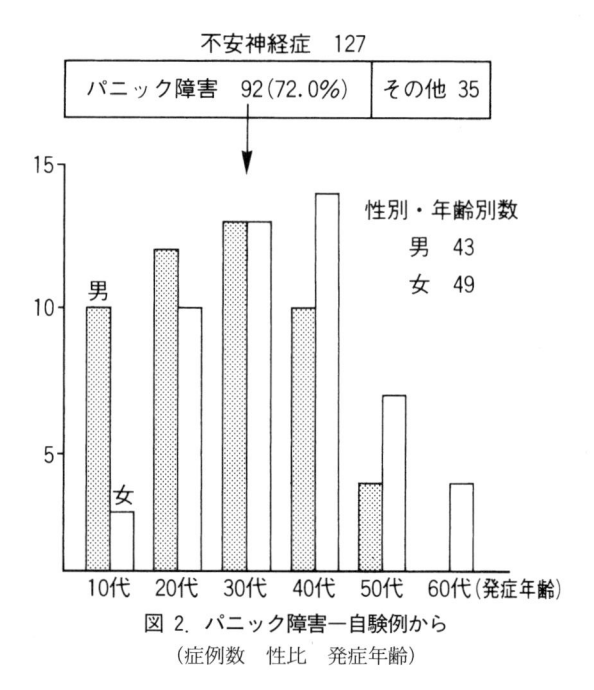

図 2．パニック障害—自験例から
（症例数　性比　発症年齢）

1986年5月から1989年9月までに帝京大学市原病院精神科外来を訪れ，従来診断で不安神経症と診断された新患数127名のうち，DSM-III-R（1987年まではDSM-III）のパニック障害の診断基準にあてはまるものは92名，72.4%であった。残りは全般性不安障害，不安気分を伴う適応障害，特定不能の不安障害であった。いわゆる不安神経症は，当院のような精神科外来では非常に多い疾患の部類に属するが，その約70%がパニック障害ということになる。但しこの中には他の障害との併記や，経過途中の移行も含まれているので，観察期間中一時的にせよパニック障害の病像を呈したものを広く拾った場合の数字ということである。パニック障害の病像のみに終始するものを数えれば，おそらく不安神経症全体の半数程度になるかと思われるが，われわれは経過による病像変化もパニック障害の重要な臨床的特徴の一つと考えているので，なるべく広くとるようにしている。（合併あるいは移行する病像については後に述べる。）

　パニック障害の性別・年齢別数は図2に示す通りである。女性がやや多く，発症年齢で見ると20－40歳代に好発するが女性の方がやや遅い傾向がある。前述の米国における一般人口についての疫学調査と比べると，女性に多い点は一致しているが，発症年齢はやや高くなっている。

3．精神科への来科経路

　次に当精神科への来科経路を見ると，内科（主に循環器内科）からの紹介と自ら受診したものが半々であった。これは総合病院であり，且つ循環器内科と協力関係にある当科の事情を反映したものと思われる。また自ら受診したものの中には，かかりつけの医師や知人などから口頭で勧められたものもかなり多く含まれている。精神科への来科は，やはり直接よりも紹介により受診するものが多い。

　さかのぼってパニック障害の初発時の受診科を見ると，内科ないし救急外来というものが82例で大部分であり，救急利用者は全体の33.7%で約1/3を占めた。その他は耳鼻科，眼科，脳外科，産婦人科が各1，精神科は6であった。これらはパニック障害の初発症状であるパニック発作の身体症状を反映したものであることは容易に想像される。しかしはじめから精神科を受診するものも少数いるこ

とがわかった。

　以上のような来科経路の調査から,パニック障害の診療にとってプライマリ・ケア部門の重要性があらためて認識される。これに関連して,米国ワシントン医科大学のKaton[8]らは,プライマリ・ケアを訪れた患者の中から17歳以上の患者194名を無作為に選んで面接したところ,6.5%がDSM-IIIのパニック障害の診断基準を満たし,他の6.5%が同じくパニック障害とうつ病の両方の診断基準を満たしたと述べている。Katon[9]はまた,循環器症状を訴えてプライマリ・ケアを訪れる患者に特に注目している。即ち,プライマリ・ケアの患者でパニック障害の診断基準を満たした者のうち,40%は初診時胸痛や頻脈を示しており,このため多くの患者が心電図,エコー,負荷テスト,冠動脈造影等の検査を受け,異常がないのにβ-ブロッカーの投薬を受けてパニック発作が一向に改善されないままになっていた。他の報告も総合すると,胸痛を訴えてプライマリ・ケアを訪れた患者の80%以上には器質的原因が見出されず,冠動脈造影にまわされた患者でさえその10～30%には異常がなく,そのような場合はパニック障害が原因であることが多い(彼らの調査では43%)と述べている。Beitmanら[10]はパニック発作が精神的不安や恐怖として自覚されず,一種の身体的不快感(discomfort)としてしか自覚されないものをnonfearful panic disorderと名付け,精神科以外の一般科を訪れる患者に多く,パニック発作が見過ごされやすいと注意を喚起している。パニック障害の医療にとって,内科一般特に循環器内科と精神科とのリエゾンの重要性を示すデータと言えよう。

文　献

1) Weissman MM : Anxiety disorders : an epidemiological perspective, in Handbook of Anxiety. Edited by Roth M, Noyes R Jr, Burrows GD. Amsterdam, Elsevier, 1988
2) Von Korff MR, Eaton WW, Keyl PE : The epidemiology of panic attacks and panic disorder. Results of three community surveys. Am J Epidemiol 122 : 970-981, 1985
3) Wittchen HU : Epidemiology of panic disorder : progress and unresolved issues. Journal of Psychiatric Research 24 [1,Suppl] : 17-18, 1990
4) Klein DF : Anxiety reconceptualized. Gleaning from pharmacological dissection— Early experience with imipramine and anxiety, in Anxiety. Edited by Klein DF.

Basel, Karger, 1987
5) Gorman JM：Panic disorder, in Anxiety. Edited by Klein DF. Basel, Karger, 1987
6) 竹内龍雄, 冨山學人, 林　竜介, 他：Panic disorder―自験例の臨床的検討. 第2回千葉心身医学研究会, 千葉, Nov 18, 1989
7) 竹内龍雄：不安障害の臨床精神科領域から. 精神保健研究 36：31-38, 1990
8) Katon W：Panic disorder：epidemiology, diagnosis, and treatment in primary care. J Clin Psychiatry 47 [10, Suppl]：21-27, 1986
9) Katon WJ：Chest pain, cardiac disease, and panic disorder. J Clin Psychiatry 51 [5, Suppl]：27-30, 1990
10) Beitman BD, Kushner M, Lamberti JW, et al：Panic disorder without fear in patients with angiographically normal coronary arteries. J Nerv Ment Dis 178：307-312, 1990

IV. 遺伝歴および病前性格

1. 家族（遺伝）研究

　パニック障害に関する家族研究によると，本障害には遺伝傾向が認められる。Croweら[1]の調査によると，41名のパニック障害の発端者の一等親族278名の調査から得られた罹病危険率は17.3%であり，対照群の1.8%に対して有意に高く，また女性の罹病危険率は男性の2倍であった。パニック障害は家族性疾患と言える。但しその伝達様式は不明だとしている。Noyes, Croweら[2]はまた，パニック障害と広場恐怖との関係を遺伝研究を通じて調べ，広場恐怖はパニック障害の一種であり，その重症型と考えられること，アルコール症とは関連性が高いが，一次性のうつ病とは関連性がない（但し二次性のうつ病は多い）ことなどを報告している。他方Leckmanら[3]は，うつ病患者の一等親族について調べ，うつ病に不安障害特にパニック障害を伴うものと伴わないものとを比較したところ，伴うものの親族にはうつ病，不安障害，アルコール症などの精神障害の罹病率が有意に高いことを見出した。うつ病とパニック障害には部分的に共通の遺伝的素質があるのではないかと推論している。また最近ドイツのMaier[4]は，Leckmanらの説を支持する家族研究の調査結果を提出している。

　双生児研究もなされており，Torgersen[5]は32名の一卵性双生児と53名の二卵性双生児の比較から，一卵性の方が，不安障害全体では2倍，全般性不安障害では3倍，パニック障害では5倍の頻度であり，全般性不安障害では明らかでないが，パニック障害では遺伝要因の影響が大きいと述べている。また免疫遺伝学

的研究もあり，組織適合性試験から，同一のヒトリンパ球抗原（HLA）遺伝子型をもつと判明した同胞二人が，ともにパニック障害であり，同じ三環系抗うつ薬によって改善したという二組の症例が報告されている（Surman ら[6]）。

本障害が何らかの遺伝的素因をもつことは，以上のような証拠から見てほぼ間違いないようである。またうつ病との近縁関係についてもそれを示唆していると考えられる。

家族歴に関連して，小児期の分離不安の体験がパニック障害の病因的要因になるという Klein[7] の説がある。分離不安と言っても，Klein のそれは中枢神経系の生得的な警告機構の脆弱性に基づくという考え方である。これを支持する調査結果もあるが（Yeragani ら[8]，但しうつ病との間に有意差はない），われわれの自験例では少なくとも具体的な既往歴上の出来事としてはほとんど認められなかった。

2．病前性格

パニック障害と特定の性格傾向との関連性に関しては，わが国と異なり，米国などではこれまであまり問題にされることはなかったようである。Gorman[9] は，特定の性格障害が見られるということはなく，疾患の長期経過によって依存的，士気低下などの傾向を来すに過ぎないと述べている。しかし最近，パニック障害で恐怖症性回避のあるものに依存性人格障害が多いという報告（Reich ら[10]）や，パニック障害の患者の52％に人格障害が認められ，その中では回避性人格障害が最も多く，人格障害のあるものはないものに比べて薬物療法終了後の再発率が高いという報告（Green ら[11]）などが見られる。

われわれはかつて不安神経症の自験例について，その性格特徴を経過や予後との関連で調査したところ，次のような結果を得た（藍沢ら[12]）。

(1) 中核的な性格特性は，内省性，配慮性，従順・素直・温和，お人良しといった標識である。
(2) 小児的・退行的・依存的といった臨床的印象は，経過上の変化として自覚されている。

(3) 予後との関連では，(1)の中核的な性格特性が優位なグループは予後良好であり，一方，予後不良群ではこれらの中核的性格特性が乏しく，かつ強力性の要素(勝気，短気，行動性，社交性など)が複合している特徴があった。
(4) 単極性うつ病の病前性格（メランコリー親和型または執着気質）と極めて密接な共通性を認めた。

これらの結果は，不安神経症の中核をなし，且つ多数を占めるパニック障害にも，ほとんどあてはまるのではないかとの印象をわれわれはもっている。診察場面での印象は，彼らの多くはまじめで良心的で人当たりが良く，癖のないごく普通の人柄である。元来明るく社交的で活発な仕事熱心な人が多い。不安や恐怖が長引くに従って，臆病，小心，依存的，神経質などと表現される傾向が目立ってくる。これらは慢性的な不安や回避が，日常生活態度や対人関係に反映してくる結果として十分了解できる変化である。しかし中には確かに短気，強気，粗暴といった印象を与える一群がある。彼らの経過は非定型的で予後も良くない印象を受けるが，これらについては心理テストなどを用いてさらに検証していく予定である。

病前性格・コーピング（追記）

性格検査を用いてパニック障害患者の性格特徴（それとパニック障害や広場恐怖との関連）を直接調べた研究も少数ながら見られる。Noyesら[13]は，パニック障害患者に回避，依存，演技性，パラノイドなどの性格傾向を認めたが，治療による改善でこれらのスコアは大きく減少したと報告している。彼ら[14]はこれより先，パニック障害に人格障害（回避性，依存性など不安性人格障害）を合併するものは転帰が悪く，人格障害の合併は予後不良の予測因子と報告しているが，人格障害をpersonality traitsの重症型と考えれば，上記の性格傾向はパニック障害の発症によって「病後」二次的に形成されたものと考えることもできる。

一方 Mavissakalianら[15]は，安定した寛解状態（本来の性格傾向を示すと考えられる）にあるパニック障害患者を対象に性格検査を行い，非主張的 (unassertive)，決断力が乏しい (indecisive)，自己批判的 (self-critical)，欲求不満に陥りやすく (easily frustrated) 他者からの批判を拒絶と感じやすい (feel rejected when criticized by others) 傾向，などを認めた。これらは多くの研究者や臨床家によって指摘されている特徴でもある。われわれ[16]は，INV(精研式パーソナリティ・インベントリィ) を用いて「病前」の性格傾向について問う方法で調査し，粘着性，神経質性が高く，広場恐怖を伴うものはこれに加えてヒステリー性（勝気，わがまま，などの他に依存性を含む）が高かったとの結果を得た。概ねこれまでの研究者の報告と一致する結果であったが，パニック障害の発症や転帰との関連はまだ明らかではない。

　ストレスに対する対処様式（コーピング coping）に関する研究も，これと関連する研究分野の一つである。coping は力動精神医学で言う防衛機制に似るが，より意識的で現実適応指向性が強調される。性格とも関連が深いが固定的なものではなく，認知行動療法などの心理療法で修正可能である。

　Vitaliano ら[17]はプライマリ・ケアを訪れた女性患者について調べ，パニック障害患者では問題中心対処が少なく希望的観測 wishful thinking（情動中心対処および行為の抑制に相当）が多いのが特徴で，これは症状を悪化させる可能性のある不適切な coping であると報告している。Roy-Byrne ら[18]はパニック障害と大うつ病の患者を対象に調査し，やはり問題中心対処が少なく情動中心対処が多い傾向を認め，この傾向は診断区分によらず，distress の程度（症状の重症度）と相関していたと報告している。同じグループの Cowley ら[19]は，パニック障害の長期経過と転帰に関する naturalistic study の中で，15〜60ヵ月後の全般改善度の最も強力な予測因子は回避性対処 avoidance coping（やはり情動中心対処および行為の抑制に相当）であったと報告している。われわれ[20]も自験例について調査し，広場恐怖を伴うパニック障害では広場恐怖の重症度と情動中心対処および行為の抑制との間に正の相関のあることを認めた。パニック障害患者，特に広場恐怖を伴う者では，情動中心対処と行為の抑制による coping style が，症状や転帰の改善を妨げている可能性があり，治療の際に考慮すべきことを示唆していると考えられる。

文 献

1) Crowe RR, Noyes R, Pauls DL, et al : A family study of panic disorder. Arch Gen Psychiatry 40 : 1065-1069, 1983
2) Noyes R Jr, Crowe RR, Harris EL, et al : Relationship between panic disorder and agoraphobia. A family study. Arch Gen Psychiatry 43 : 227-232, 1986
3) Leckman JF, Weissman MM, Merikangas KR, et al : Panic disorder and major depression. Increased risk of depression, alcoholism, panic, and phobic disorders, in families of depressed probands with panic disorder. Arch Gen Psychiatry 40 : 1055-1060, 1983
4) Maier W, Lichtermann D, Buller R : The overlap of panic disorder and depression evidenced by family studies. Journal of Psychiatric Research 24 [1,Suppl] : 76-77, 1990
5) Torgersen S, CandPsychol : Genetic factors in anxiety disorders. Arch Gen Psychiatry 40 : 1085-1089, 1983
6) Surman OS, Sheehan DV, Fuller TC, et al : Panic disorder in genotypic HLA identical sibiling pairs. Am J Psychiatry 140 : 237-238, 1983
7) Klein DF : Anxiety reconceptualized. Gleaning from pharmacological dissection — Early experience with imipramine and anxiety, in Anxiety. Edited by Klein DF. Basel, Karger, 1987
8) Yeragani VK, Meiri PC, Balon R, et al : History of separation anxiety in patients with panic disorder and depression and normal controls. Acta Psychiatr Scand 79 : 550-556, 1989
9) Gorman JM : Panic disorder, in Anxiety. Edited by Klein DF. Basel, Karger, 1987
10) Reich J, Noyes R Jr, Troughton E : Dependent personality disorder associated with phobic avoidance in patients with panic disorder. Am J Psychiatry 144 : 323-326, 1987
11) Green MA, Curtis GC : Personality disorders in panic patients : Response to termination of antipanic medication. J Pers Disord 2 : 303-314, 1988
12) 藍沢鎮雄, 星野良一, 竹内龍雄, 他：不安神経症者の性格特徴について. 精神医学 27 : 287-293, 1985
13) Noyes R Jr, Reich JH, Suelzer M, et al : Personality traits associated with panic disorder : change associated with treatment. Compr Psychiatry 32 : 283-294, 1991
14) Noyes R Jr, Reich JH, Christiansen J, et al : Outcome of panic disorder : relationship to diagnostic subtypes and comorbidity. Arch Gen Psychiatry 47 : 809-818, 1990
15) Mavissakalian M, Hamann MS : DSM-III personality characteristics of panic

disorder with agoraphobia patients in stable remission. Compr Psychiatry 33：305-309, 1992

16) 林　竜介, 竹内龍雄：パニック障害患者の病前性格特徴について. Upjohn Symposium 6 (Panic Grand Round)：19-23, 日本アップジョン, 東京, 1993

17) Vitaliano PP, Katon W, Russo J, et al：Coping as an index of illness behavior in panic disorder. J Nerv Ment Dis 175：78-84, 1987

18) Roy-Byrne PP, Vitaliano PP, Cowley DS, et al：Coping in panic and majordepressive disorder. Relative effects of symptom severity and diagnostic comorbidity. J Nerv Ment Dis 180：179-183, 1992

19) Cowley DS, Flick SN, Roy-Byrne PP：Long-term course and outcome in panic disorder：a naturalistic follow-up study. Anxiety 2：13-21, 1996

20) 日野俊明, 竹内龍雄, 林　竜介, 他：パニック障害患者の対処様式について─予備的調査から. 精神科治療学 13：217-220, 1998

V. 初発症状および発症状況

1. 初発症状――パニック発作

　パニック障害の初発症状はほとんど（われわれの調査[1,2]によると―以下同じ―94.6%）がパニック発作である。パニック発作に至らぬ亜急性の不安症状で始まるものもないではないが，ごくわずか（5.4%）に過ぎない。そのパニック発作（first attack と言う）は突然起こるが，まれには数日〜数時間前からの全身倦怠感，頻脈，息苦しさ，なんとなく不安，不眠傾向などの軽い前駆症状のようなものがある場合もある（5.4%）。しかし大部分は突然，前ぶれもなく強烈な不安に見舞われる。患者は驚き，わけがわからず，多くは心臓発作や脳卒中など，体に生命にかかわるような重大な異常が起きたのではないかと考え，救急車などで病院を訪れる。しかし病院に着く頃には症状は大方治まってしまっていて，心電図などの検査でも大抵は異常がない。そのまま帰宅させられるが，数日を経て再び同様の発作に見舞われる。発作を繰り返すうちに，またいつなんどき同様の症状に襲われやしないかと発作の再発を恐れる予期不安や，発作が起きた時そこから逃れられないのではないか，助けが得られないのではないかと心配し，そのような場所や状況を恐れ避ける広場恐怖が生じてくる。このようにしてパニック障害の病像が完成してくることについては，症例を示して既に述べた。

　多くの症例を見てみると，症例によってパニック発作の際に示す身体症状にいくつかのタイプがあることがわかる。われわれ[3]は自験例50例についてパニック発作の際の主症状を調査してみたところ，まずその大部分（94.0%）が身体症状

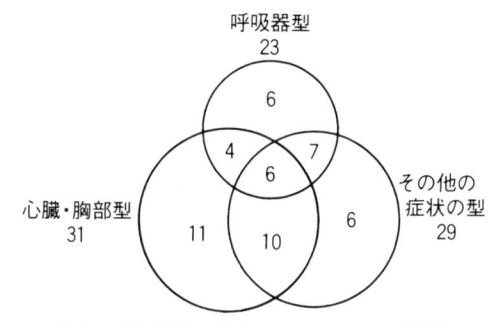

図3. 身体症状によるパニック発作の類型化
(n=50)

呼吸器型 23
心臓・胸部型 31
その他の症状の型 29

であり，且つそのパターンは患者によってほぼ（86.0％）一定していることがわかった。例えば（発作の時はいつも）「ドキドキして胸苦しく，心臓が破裂するかと不安に思う」という症状を主とするタイプ，また（発作の時はいつも）「息がつまりハーハーしてくる」という症状を主とするタイプなどである。これらをKJ法を用いてさらに整理集約し，パニック発作の身体症状による類型化を試みたところ，

(1) 息苦しさを中心とする呼吸器症状（呼吸器型）
(2) 動悸・胸苦しさを中心とする循環器ないし胸部症状（心臓・胸部型）
(3) その他の症状の型
(4) 上記の二者ないし三者の混合

に大別することができた（図3．数字は例数を示す）。呼吸器型と心臓・胸部型が最も主要な型と考えられ，これらの単独または他の型との混合が，数のうえでも多数を占めた。なお，その他の症状の型としては，めまい（めまい感，ふらつき感など），熱感（カーッと熱くなるなど），しびれ，頭部の異常感（頭がボーッとする，重くなるなど），血が引くなどが，それぞれ少数だが一つの型として認められた。なぜこのような型別を示すのか，おそらくは体質的な要因もあると思われるが，今のところその理由は不明である。

後にわれわれ[12]は，めまいを主とする群について調べ，その他の症状を主とする群に比べて，心気状態を合併しやすく慢性の転帰をとる者が多いことを見出した。

クラスター分析など，より厳密な方法論を用いて，多くの症例のパニック発作

時の症状を調べ，いくつかの群に分けている研究者もいる。カナダの Cox ら[13]は，パニック発作の症状は，めまいを主とする群，呼吸循環器系症状を主とする群，認知的症状を主とする群の3つに分けられるとした。また英国の Briggs ら[14]は，呼吸器症状の顕著な群と，それ以外の動悸やめまい等を主とする群の2つに分け，前者は spontaneous panic attack が多く，imipramine が有効であり，後者は situational panic attack が多く，alprazolam が有効とした。Briggs らの2分法は，Klein らによっても支持され，彼の「窒息誤警報説」(p.111) の傍証として引用されている。単なる分類でなく，治療や予後と関連する特徴が見出せれば臨床上も有意義であり，Briggs らの報告は，治療方針を立てる上で一つの参考になると思われる。

大分医大の溝部ら[4]は，パニック発作の際の症状の時間的な出現順序を調べ，早期にはめまい感，動悸，発汗，中期には呼吸困難，身震い，窒息感，嘔気または腹部の不調，紅潮または冷感，胸痛または不快感，後期には知覚異常，発狂恐怖，死への恐怖といった順を追って出現するものが多いと報告している。彼らはこれは不安，恐怖が諸症状を誘発してパニック発作を起こしているというよりも，何らかの生物学的要因を基礎にした突発性の身体変調が恐怖感を引き起こすという考えを支持するものだと述べている。われわれもパニック発作の際の症状の出現順序が決まっている症例が，数は多くないが確かにあることを経験している。

1回のパニック発作の持続時間を尋ねると数分から数時間といろいろだが，ピークと言えるような状態はどのくらいか尋ねるとせいぜい 10−20 分と言う場合が多い。これは Gorman ら[11]の，パニック発作の持続時間は 5−20 分で1時間も続くことは滅多にないとする記述と一致している。

またパニック発作を起こした症例を見ていくと，1回のパニック発作のみでその後何ともなく終わってしまうものがある。自験例ではパニック障害患者の既往歴上のエピソードとして見出されるが，疫学調査ではこのような simple または sporadic panic attack は，一般人口中にしばしば見出されると言う（Perugi ら[5]）。また Von Korff ら[6]の調査によると，パニック障害の基準は満たさぬがパニック発作のあるものの有病率（6ヵ月）は3％に及んでいる。われわれはこれをパニック障害の一種の不全型と考えている(後述)。なお，1回のパニック発作の後，予期不安が1ヵ月以上続く場合は，DSM-III-R の診断基準を満たす。この

ような症例はまれとされているが，われわれの自験例では先の症例のうち DSM-III ではその他の不安障害としてパニック障害に含められなかったものの中に 3 例（パニック障害 95 例中の 3.2%）に見られた。

2. 発症状況

　初発症状であるパニック発作は，non-situational anxiety と言われる通り，何ら直接的誘因なく発症するものが大部分である（自験例[1,2]では 79.0%）。時や場所もまた選ばない。直接的誘因があったものでは，寝不足，過労，体調不良，寒さ，風邪，入浴，飲酒，診察，治療，検査など，体の健康状態や病気・医療にまつわる何らかの出来事や状況が多く，ついで仕事や会議などがあげられた。どちらかと言えば精神的ストレスと言うより身体的要因の方が大きいように見える。無論何ら直接的誘因の認められなかったものが圧倒的に多い。Gorman[11] はこれらを concomitant events と呼び，生命を脅かすような病気や怪我，親密な対人関係の喪失，甲状腺機能亢進症および低下症，産褥期，マリファナ，コカイン，アンフェタミンなどの精神変容物質の摂取などをあげているが，これらの出来事や状況がなくなってもパニック発作が spontaneously に起こるところから，これらは単なる trigger に過ぎないと述べている。

　First attack の起きた時・場所については，自宅や会社などで家事や仕事中というのもあるが，テレビを見たりしてくつろいでいる時というのも多い。電車に乗っている時や自分で車を運転している時というのもかなり多く，また夜寝ている時というものも多い。中には「夜寝ていて発作が起きて目が覚めた」というものもある。時も場所も選ばないというのが実際のところである。

　しかし一旦発症後，first attack の起きた時・場所・状況等が恐怖の対象となり，回避されることはよく見られる。夜寝るのが怖い，入浴ができない，電車に乗れない，一人で車に乗って遠出ができない，一人で外出したり，特に病院へ行くのが怖い，会議が苦手になったなどである。これらは条件づけによる恐怖症 (agoraphobia) の発症であり，学習理論による恐怖症の説明としてよく引き合いに出され，患者にも説明しやすく理解しやすい。

発症に直接的な誘因は見られなくても，準備的・背景的な要因を調べるとかなりの症例に見出される（自験例では半数，50.0％）。これには先行する life events をどう評価するかというむずかしい問題があるが，仮に患者の陳述通りとすると，約半数程度には状況因が認められるということになる。その内容は過労や体調不良，本人や家族・知人などの病気，入院，死亡，あるいはそのような情報に接することなど，病気・医療に関する状況が多い。次いで家族や家庭内の問題，職場や職業の問題等となっている。直接的誘因のあった場合の内容とほぼ同様である。また，これらはかつて著者ら[7]が不安神経症について調べた結果（「身体・生命の安全を脅かすような危険をはらんだ状況」と要約された）とほぼ一致している。

パニック障害の発症にかかわる life events についての対照調査によると，発症前12カ月間の life events の数，weight づけしたスコア，重大な events（本人や同居者の重い病気や死）の体験が，対照群に比して有意に多かったという報告もあるが（Faravelli[8]），本人と身近な人々を含めた life events の総数や，weight づけしたスコアに有意差はなく，別離や喪失に関する events が多いということもなかったという報告もある（Roy-Byrne ら[9]）。但し Roy-Byrne らは，患者本人だけに起こった個人的 events に限ると有意に多く，また患者群では life events を対照群に比してより苦痛（distressing）と感じる程度が高かったと報告し，結局 life events は，それ自体よりもそれから受ける心理的・情緒的影響の方が発症に関係するのではないかと述べている。なお Roy-Byrne ら[10]は別の論文で，パニック障害の患者で発症前1年間に重大な別離や喪失体験（肉親の死亡や離婚など）のあったものは，なかったものに比べ，パニック発作の頻度など不安症状とは無関係だが，続発性のうつ病（secondary major depression）を生ずる率は有意に高かったと報告している。パニック障害の発症に life events の果たす役割はないではないが，うつ病の場合ほどその重要性が高いとは言えないようである。

文　献

1) 竹内龍雄，冨山學人，林竜介，他：Panic disorder—自験例の臨床的検討．第2回千葉心身医学研究会，千葉，Nov 18, 1989
2) 竹内龍雄：不安障害の臨床—精神科領域から．精神保健研究 36：31-38，1990

3) 竹内龍雄, 池田政俊, 林　竜介, 他：Panic Attack の症状について. 第87回日本精神神経学会総会, 東京, May 18, 1991
4) 溝部裕子, 藤井　薫：Panic attack の症状分析. 精神経誌 92：920, 1990
5) Perugi G, Akiskal H, Cassano G, et al：Beyond DSM-Ⅲ：re-evaluation of the concepts of panic, agoraphobic, and generalized anxiety disorders. in Handbook of Anxiety. Edited by Roth M, Noyes R Jr, Burrows GD. Amsterdam, Elsevier, 1988
6) Von Korff MR, Eaton WW, Keyl PE：The epidemiology of panic attacks and panic disorder. Results of three community surveys. Am J Epidemiol 122：970-981, 1985
7) 竹内龍雄, 上月英樹, 藍沢鎮雄, 他：不安神経症の発症状況について. 社会精神医学 7：53-58, 1984
8) Faravelli C：Life events preceding the onset of panic disorder. Journal of Affective Disorders 9：103-105, 1985
9) Roy-Byrne PP, Geraci M, Uhde TW：Life events and the onset of panic disorder. Am J Psychiatry 143：1424-1427, 1986
10) Roy-Byrne PP, Geraci M, Uhde TW：Life events and course of illness in patients with panic disorder. Am J Psychiatry 143：1033-1035, 1986
11) Gorman JM, Liebowitz MR：Panic and anxiety disorders, in Psychiatry Vol 1, Chap 32. Edited by Michels R, Cooper AM, Guze SB, et al. Philadelphia, Lippincott, 1986
12) 日野俊明, 竹内龍雄, 林　竜介, 他：「めまい」とパニック障害. 総合病院精神医学 7：69-75, 1995
13) Cox BJ, Swinson RP, Endler NS, et al：The symptom structure of panic attacks. Comprehensive Psychiatry 35：349-353, 1994
14) Briggs AC, Stretch DD, Brandon S：Subtyping of panic disorder by symptom profile. British Journal of psychiatry 163：201-209, 1993

VI. パニック障害の病像とその変化

　パニック障害の基本症状は繰り返されるパニック発作であり，この基本症状に，発作間欠期に見られる随伴症状である予期不安と広場恐怖を加えた三大症状が基本的な病像を形成する。われわれの経験では，経過によってはさらに全般性不安，心気状態，抑うつ状態等がいろいろな程度に加わることによって全体の病像が修飾され，パニック障害に他の障害名が併記される状態になったり，時には他の診断名に移行してしまう場合もある。本章ではこれらの随伴症状や合併症状と，それに伴う病像変化について述べる。

1. 予期不安

　パニック発作の随伴症状のうち，予期不安は，その不安のうちにまたパニック発作が起こるのではないかという発作恐怖を含んでいるのが特徴であるが，後に述べる全般性不安（びまん性で慢性の不安状態）や，その亜急性の不安の高まりである亜急性不安状態と実際上区別がつかない。予期不安はパニック発作の発症に伴って生じた後，パニック発作間欠期の不安症状としての位置を占めるほか，発作恐怖から広場恐怖へ，あるいは心臓発作恐怖などの心気状態へと不安の対象を収斂させて行くか，あるいは全般化して全般性不安障害の病像へと連続的に移行して行くと考えられる。予期不安や全般性不安をパニック発作の不安と区別することは，パニック発作に有効な抗うつ薬がこれらには必ずしも有効でない（抗不安薬が有効）等，診断のみならず治療のうえからも重要である。

2. 広場恐怖

　パニック発作の随伴症状のうち，広場恐怖は症状の特徴がはっきりしており，恐怖症の一つとして昔からとりあげられてきた。広場恐怖のすべてがパニック発作の二次的産物とは言えないかもしれないが，ここではパニック発作によって生じたと考えられる広場恐怖について述べる。

　Klein[1]は，パニック発作を繰り返すうちに広場恐怖が発展してくる過程を次のように描写している。

　　　全く元気な人が，たまたま町を歩くとか食事をするとか何でもないことをしている時に，突然今まで経験したことのない発作に見舞われる。動悸，息苦しさ，めまいなどを伴う恐怖に圧倒され，心臓発作か脳卒中でも起きたにちがいない，死んでしまうのではないかと思う。通行人に助けを求めたりして結局医者へ行くが，医者は診察の結果どこも悪くない，心配ないと告げる。一旦は安心するが数日あるいは数週間後に再び発作に見舞われる。別の医者を訪れ検査をしてもらい，やはりどこも悪くないと告げられるが，1週間後3回目の発作に見舞われる。今度こそどこかよほど悪いに違いない，医者にもわからないのだと思いこむ。発作は次々に起こり，はじめのうちは発作のない時は正常だった患者も，しだいに間欠期にも慢性的な不安，緊張，発汗，心配症，用心深さなどを示すようになり，ある種の状況を避け始める。例えば，ひとりで車を運転して高速道路を走ったり地下鉄に乗るのをいやがり，混んだレストランに入るのを拒み，どこへ行くにも家族が一緒に付いてきてくれるよう求める。最後には仕事もやめ，家に閉じこもり，近くの店へ行くのがやっとといった状態に陥る。

　Kleinが一緒に掲載している説明図と合わせてまとめると，パニック発作が始まって繰り返すうちに，まず救いを求める行動（appeal behavior）が起こるが，やがて発作間欠期にも慢性的な不安（予期不安および全般性不安）が増大してくる。それに続いて，救いを求める行動はかえって減少する一方，回避および依存的行動（avoidant and dependent behavior —広場恐怖のこと）が増強し，前面に出てくると言う。

　Gorman[2]はこれを整理して，パニック障害から広場恐怖が発展してくる理由

は,
(1) 例えば車を運転中にたびたびパニック発作に見舞われた患者が,車に乗ると発作が起こると考えるように,パニック発作と特定の状況を結びつけることによって生じる場合
(2) 一般的にパニック発作が起こった場合にすぐ助けが得られないような状況,即ち,知らない人ばかりの人ごみ,出口から離れた映画館の中,飛行機の中,高速道路上の車の中,などを恐れるようになる場合

の二つあるとし,(2)の方が重要であるとしている。大変わかりやすい説明である。

パニック障害と広場恐怖との関係について,このようにKleinやGormanは,広場恐怖はパニック障害から二次的に発症してくると考えるわけであるが,これを広場恐怖一般の成因にまでひろげることができるであろうか。つまりパニック障害によらない広場恐怖というのはないのか。Noyesら[3]は性別・年齢をマッチさせたDSM-IIIのパニック障害と広場恐怖および対照群の発端者からなる家族集団を調査し,両者ともに家族性が認められ,広場恐怖には必ずパニック発作の既往があり,広場恐怖の方がより重症の傾向があったところから,広場恐怖はパニック障害の重症な一亜型ではないか,パニック発作を伴わない広場恐怖はないのではないかと結論し,Kleinらの考えを家族研究の面から支持している。これはパニック障害を広場恐怖の上位に置く考え方であり,それはまたDSM-III-Rの考え方でもある。しかしDSM-III-RにはAgoraphobia without history of panic disorderというカテゴリーも残されている。疫学調査ではむしろこちらの方が多いという結果が出ている (ECA調査[4], Thompsonら[5]の調査)。一方英国のMarksら[6]はこれと異なり,Phobiaの方を優先的に考えており,これがDSM-IIIとICDとのちがいにも反映されている。イタリアのGrandiら[7]も,広場恐怖を伴うパニック障害の患者の前駆症状を調べて,パニック障害の発症前に全般性不安や心気症状とともに広場恐怖のあるものが多数あるとし,広場恐怖はパニック発作による二次的なものではないと述べている。未だ決着を見ていない問題である。

自験例(前出)では,パニック障害で広場恐怖を伴うものと伴わないものとの比は2:1であった。DSM-III-Rでは伴うものの方がずっと多いとしているが,自験例では広場恐怖を伴わぬものもかなりある。何故あるものには広場恐怖が伴い,

他のものには伴わないのか，理由は今のところ明らかでない。広場恐怖のみならず，予期不安も全般性不安もなく，パニック発作のみが繰り返され，間欠期は何ともないというものも少数見られる。自験例では9例（9.8%）に見られた。これも何故このような病像を呈するのか理由は不明であるが，後述するようにこのような例は他の多くがいわゆる（不安）神経症的病像を呈するのと異なり，神経症的でないのが特徴である。われわれは本人の知能や性格等人格的要素が関係しているのではないかと考えている（類型化の項参照）。

3．Sheehanのパニック障害の7段階経過

Sheehan[8]はパニック障害の自然経過を7段階に分けて説明している。前述のKleinのものと重複するが，より詳細な観察を含んでいると思われるので以下に引用しておく。なお，Sheehanはパニック発作を起こす不安のことを内因性不安（endogenous anxiety）と呼び，生物学的要因（遺伝，代謝異常などを想定）に基づくものと考えている。

第1段階　前パニック段階（subpanic symptom attacks）
突然の動悸，息苦しさ，めまいなどに襲われ，体がどうかなってしまったのではないかと思うが，身体症状の自覚のみで精神的なパニックという感じはない。

第2段階　完成されたパニック段階（polysymptomatic panic attacks）
多くの症状が出そろい，強度も強く，死んでしまうのではないかと思い，パニックに陥り，逃避反応を起こす。Full-blownのpanic attackである。第1段階を経ないで，いきなりこの段階から始まる例もある。

第3段階　心気症段階（hypochondriasis）
症状の原因は何か体の病気に違いないと考え，病院を訪れ，検査の結果どこも悪くないと言われても信じられず，あちこちの病院をまわる。

第4段階　単一恐怖症段階（single phobia）
ある特定の状況下でパニック発作が起こる場合に，その状況を恐れ避けるようになる段階。

第5段階　社会恐怖段階（social phobia）

予期しないパニック発作が続く場合に，人なかへ出て行くことを恐れ避けるようになる段階。

第6段階　汎恐怖症および広場恐怖段階（polyphobic and agoraphobic behavior）

さらにパニック発作が頻発する場合，広場恐怖を伴う広汎な恐怖症性回避に陥り，家から出られなくなる状態。

第7段階　抑うつ段階（depression）

このような状態で意気阻喪（demoralization）し，続発性のうつ状態に陥るもの。約60％に見られる。

Sheehanは，以上の段階的経過はパニック発作の強度と頻度によって決まり，発作が強く頻発する場合は各段階を早いスピードで走り抜けて最終段階に至るし，パニック発作が軽快する場合は途中の段階で留まり，発作が消失する場合は自然に寛解する（その率は約15％）と言う。明快な説明であり，抑うつをとりあげている点はKleinの記述にはなく，われわれの経験ともよく一致する。しかしわれわれは，後述するように，恐怖症やうつ状態が生じてくる要因として，パニック発作の重症度のみならず個人の性格や素質も関係しているのではないかと考えている（類型化の項参照）。

4．パニック障害の病像経過—自験例から

われわれの経験した症例（前出）[9]をもとに発症後の病像とその変化をまとめてみると，およそ以下の通りである。

まず発症はパニック発作で急性に発症するのが通例であり，初期にはそのパニック発作が頻発する場合が多い。やがてそれに予期不安と広場恐怖が加わってくる。これが完成されたパニック障害の病像である。この時期を過ぎると，パニック発作の強度と頻度はしだいに減少していく。それに伴って予期不安や広場恐怖も少しずつ軽快していくが，これら，特に広場恐怖の軽快はずっと遅れる場合が多い。

DSM-III-Rを用いて経過上の変化を含めて病像を診断分類してみると，Panic

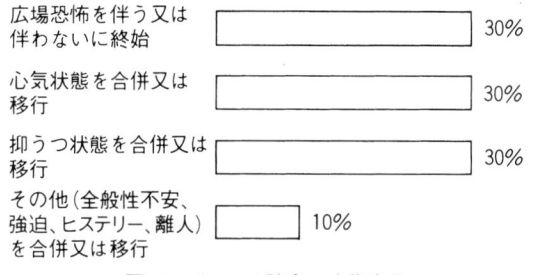

```
広場恐怖を伴う又は
伴わないに終始         [==============] 30%

心気状態を合併又は
移行                   [==============] 30%

抑うつ状態を合併又は
移行                   [==============] 30%

その他(全般性不安、
強迫、ヒステリー、離人)   [====] 10%
を合併又は移行
```

図 4. パニック障害の病像変化

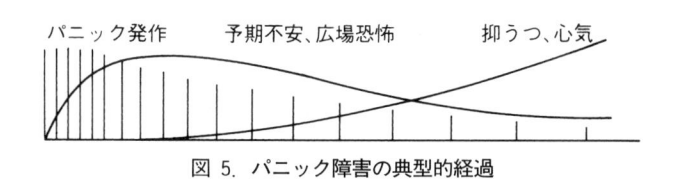

```
パニック発作    予期不安、広場恐怖    抑うつ、心気
```

図 5. パニック障害の典型的経過

Disorder with/without Agoraphobia に終始するものは約30％であり，あとの70％は何らかの他の病像を混じえてきて併記診断となっている。併記される Axis Ⅰの診断名としては，Hypochondriasis, Undifferentiated Somatoform Disorder（心気状態），Major Depression, Depressive Disorder not otherwise spesified（抑うつ状態）が各約30％，その他 Generalized Anxiety Disorder（いわゆる慢性不安状態），Obsessive Compulsive Disorder（強迫神経症の状態），Conversion Disorder（ヒステリー状態），Depersonalization Disorder（離人状態）などが少数である。中には合併でなく Panic Disorder から他の診断名に移行してしまうものもある（図4参照）。

図5は，以上のようなパニック障害の病像とその変化を思い切って簡略化し，典型的経過として図示したものである。即ち，パニック発作は初期には強く且つ頻繁に起こるが，しだいにその強度と頻度を減少させていく。予期不安はこれより少し遅れて，パニック発作が繰り返されるに従って強くなっていき，パニック発作の軽快とともに徐々に軽快していく。広場恐怖も同様であるが，この両者はパニック発作がなくなっても長く続くことが多い。これらとは逆に，抑うつや心気状態は，経過が慢性化するに従ってそれらの合併がふえ，症状が目立ってくる

傾向がある。中には心気症やうつ病に移行してしまうものも出てくる。

5．パニック障害の合併精神症状

　パニック障害の発症後，経過に伴って病像が変化してくることについては前項に述べた通りであるが，その際合併してくる主な精神症状について以下にまとめておきたい。

　予期不安および広場恐怖以外の合併精神症状の具体的内容を見ると，まず心気状態としてよく見られるものは，何か特定の病気を常に心配しているタイプのものと，いわゆる自律神経失調症のように，不特定多数の愁訴を常にかかえているタイプのものである。前者の疾病恐怖を示すものはいわゆる心臓神経症が最も多く，その他高血圧恐怖，卒中恐怖などがある。

　抑うつ状態を示すものにも後述のようにいろいろなタイプがあり，パニック発作や広場恐怖に意気消沈してdemoralizationによる続発性のうつ状態を重畳させてくるものが最も多いが，うつ病（Major Depression）に移行してしまうものでは，抑制(retardation)を主症状とする型のうつ病が多い。

　その他では，慢性不安状態を呈してくるものも多いが全般性不安障害の診断基準を満たすものはそれほど多くはない。強迫症状を呈するものは病前からその傾向をもつものが多い。いわゆるヒステリー的な色彩を感じさせる例は，過呼吸症候群タイプのパニック発作をもつものなどによく見られるが(例えば痙攣や痛み，しびれなどを訴え，発作時は大騒ぎするが間欠期は案外ケロリとしている)，転換性障害の診断基準を満たすものは少なく，後述のわれわれの第II型である場合が多い。離人症も少ない。

　なお，外国文献では広場恐怖とうつ病以外には，パニック障害と上記のようなその他の精神障害との合併について述べた報告は少ない。われわれが多く出会う心気状態についてもあまり強調されてはいない。全般性不安障害についてもパニック障害との対比で，そのちがいについて述べられているものが大部分である。散見されるものをあげると,質問紙による調査で，心気症は広場恐怖をもつパニック障害の主症状の一つであり，パニック障害に対する治療でよくなるとした

Noyesら[10]の報告，同じく質問紙を用いてパニック障害の患者の27%に強迫症状を認めたというMellmanら[11]の報告，パニック発作の際離人感または非現実感は34.7%に見られ，そのような患者は比較的重症で広場恐怖になりやすいとしたCassanoら[12]の報告などがある。米国ではこれらの神経症圏の障害との合併よりも，アルコールや薬物依存との合併の問題が重視されている。これらが社会生活上の障害を生み，予後を悪化させる要因になりやすいからである。われわれの診療場面ではアルコールや薬物依存がさほど顕著な問題として浮かび上がってきてはいないが，習慣飲酒者や抗不安薬・睡眠薬の長期服用者の中に少なからず本障害の患者がいることは間違いない。これらの患者の表面上の問題の背後に，潜在するパニック障害を見逃さぬよう注意すべきである。

6．パニック障害とうつ病

不安と抑うつは不可分と言ってよいほど臨床的には一緒に見られることの多い症状である。不安を主症状とする代表的な障害であるパニック障害（ないし不安障害全体）と，抑うつの代表選手であるうつ病との関係も極めて密接なものとして従来から論じられてきた。両者は本来同一のものだとする考え方と，別物だとする考え方があり，論争は現在に引き継がれている。パニック障害が概念化されてからは，当初からそれに対して抗うつ薬が有効とされたところから，再び新たな話題が提供されつつある。以下にパニック障害とうつ病の関係についてのいくつかの研究結果についてまとめておこう。

（1）症候学的調査
Rothら[13,14]は不安（anxiety states）と抑うつ（depressive illness）の症状の厳密な統計的解析を行い，両者は鑑別可能だとし，鑑別上の目安になる症状として以下のものをあげた。
　不安状態—パニック発作，広場恐怖，非現実感，反応性抑うつ。
　抑うつ状態—持続性の抑うつ気分，早朝覚醒，自殺念慮，精神運動抑制。

（2）縦断的調査および疾病学的研究

　Rothらのは横断的な調査であるが，縦断的にパニック障害とうつ病の発症を調査し，同一の患者に両者のエピソードが別々に，あるいは同時に見られるとする報告が数多くある。Breierら[15]はパニック障害の患者60例の68%にうつ病（major depression）のエピソードがあり，その85%は内因性で，33%はfirst panic attackの前に，41.2%は二次性に見られたと言う（両者は独立した診断カテゴリーとすべきだが，何らかの共通の脆弱性があると結論）。Leckmanら[16]はうつ病患者133名中30名にはうつ病エピソードとは別に，51名にはうつ病に伴って不安障害が認められたと言う（診断カテゴリーとしてのうつ病と不安障害の対等性を主張）。Lesserら[17]は，恐怖症性回避を伴うパニック障害のうち，病前にうつ病の病歴のあったものを除く481例を調査したところ，31%に二次性うつ病が見られ，それはパニック発作の頻度とは関係なく，パニック障害の罹病期間の長さと関係していたと報告している（続発性うつ病についての調査）。Coryellら[18]は，病相期にパニック発作を伴ううつ病患者と伴わないうつ病患者を比較すると前者の方が重症で予後も良くない傾向がある。またこれらとパニック障害から移行した二次性うつ病とは家族調査の結果からはっきり異なっており，パニック障害とうつ病とはやはり別の障害とすべきであると述べている。

　わが国では広瀬[19]が，パニック発作で発症し後に抑制主体の抑うつ状態を示す型のうつ病を「不安発作－抑制型うつ病」と名づけ，パニック発作の時期（パニック障害と診断できる時期）はうつ病の前駆症状と見ることができると述べている。また杉原ら[20]は487例のうつ病者を調査し，パニック発作のあったものは26例（5.3%）で女性が多く，うち単極性うつ病の24例のうちパニック発作先行群13例，うつ病相先行群11例であり，前者の方が経過や治療薬に対する反応が良好であったと報告している（パニック発作先行群はうつ病と同質のものと見る）。これらはうつ病の側からの研究であるが，われわれはパニック障害の側からの調査で，後述するように両者の合併や移行の仕方にはいくつかの型があることを見出している。

　またQuitkinら[21]は，ヒステリー的な反応性の抑うつ気分，過食，睡眠過剰，拒絶されることに対する過敏さ，鉛のような重い疲労感等を特徴とするうつ病を非定型うつ病（atypical depression）と名づけ，その約半数にパニック発作が見ら

れ，パニック発作のある非定型うつ病には三環系抗うつ薬は無効でMAOIが有効と報告している。

（3）家族研究

Leckmanら[22]はうつ病（Major depression）とパニック障害の両方の病歴をもつ患者の家族には，うつ病の病歴のみをもつ患者の家族よりも，うつ病，パニック障害，その他の不安障害，アルコール依存などの患者が多く見られ，うつ病とパニック障害には何らかの共通の遺伝因があるのではないかと述べている。

（4）治療薬に対する反応

後述のようにパニック障害には imipramine や MAOI などの抗うつ薬がよく効く。これも両者の共通性を示唆する。しかし抗うつ薬のもつ抗パニック効果は，抗うつ効果とは別の機序によると考えるのが一般的である（Rickelsら[23]）。

（5）その他の生物学的所見

Roy-Byrneら[24]は，パニック障害とうつ病の生物学的関係についての最近の知見を以下のようにまとめている。

a．受容体結合

うつ病では ^{3}H-imipramine の血小板結合の減少が見られるが，パニック障害では見られない。しかしうつ病で見られる ^{3}H-dihydroergocryptine の血小板結合の増加，PGE_1 刺激性 cAMP の産生減少，PGE_1 刺激性 cAMP の norepinephrine による抑制率の減少は，パニック障害でも見られる。両者に共通したノルアドレナリン作用の変化が存在することが示唆される。

b．睡眠研究

うつ病では REM 潜時が短縮し，REM 密度が増加するが，パニック障害では REM 潜時が短縮するがうつ病の場合ほどではなく，REM 密度は減少する。うつ病では減少または消失する連続した REM 期の長さが，パニック障害では増大する。即ち睡眠構造の異常は内因性うつ病のそれとは異なっている。

c．断　眠

うつ病は断眠により改善することがあるが，パニック障害ではかえって不安が

増大する。

d．内分泌研究

DSTは，うつ病と異なり，パニック障害では正常である。しかしCRH刺激試験ではうつ病と同様にACTHとcortisolに対する反応が低下し，ACTH/cortisol反応比が低下する。Clonidineに対するGHの反応も，うつ病の場合と同様に低下する。うつ病で低下するとされているTRHに対するTSHおよびPLの反応は，パニック障害でも低下する。

【結　論】

血小板へのdihydroergocryptineの結合とclonidineに対するGHの反応低下は，パニック障害，うつ病の両者にノルアドレナリン作用の変化が生じていることを反映しており，またTRHとCRHに対するTSHおよびACTHの反応低下も，ノルアドレナリンの"over drive"で説明できる。しかしこのようなノルアドレナリン作用の障害が一次性のものか，根本的な病因とは無関係な単なる生物学的随伴現象なのかはまだ明らかでない。

文　献

1) Klein DF：Anxiety reconceptualized, in Anxiety. Edited by Klein DF. Basel, Karger, 1987
2) Gorman JM：Panic disorder, in Anxiety. Edited by Klein DF. Basel, Karger, 1987
3) Noyes R Jr, Crowe RR, Harris EL, et al：Relationship between panic disorder and agoraphobia. Arch Gen Psychiatry 43：227-232, 1986
4) Weissman MM：Anxiety disorders：an epidemiological perspective, in Handbook of Anxiety. Edietd by Roth M, Noyes R Jr, Burrows GD. Amsterdam, Elsevier, 1988
5) Thompson AH, Bland RC, Orn HT：Relationship and chronology of depression, agoraphobia, and panic disorder in the general population. J Nerv Ment Dis 177：456-463, 1989
6) Marks IM：Fears, Phobias, and Rituals：Deficiences of DSM-IIIR Concerning Agoraphobia. New York, Oxford University Press, 1987, pp 295-296
7) Fava GA, Grandi S, Canestrari R：Prodromal symptoms in panic disorder with agoraphobia. Am J Psychiatry 145：1564-1567, 1988
8) Sheehan DV, Sheehan KH：The classification of phobic disorders. Int'l J Psychiatry

in Medicine 12 : 243-266, 1982-83
9) 竹内龍雄：不安障害の臨床—精神科領域から. 精神保健研究 36 : 31-38, 1990
10) Noyes R, Reich J, Clancy J, et al : Reduction in hypochondriasis with treatment of panic disorder. Br J Psychiatry 149 : 631-635, 1986
11) Mellman TA, Uhde TW : Obsessive-compulsive symptoms in panic disorder. Am J Psychiatry 144 : 1573-1576, 1987
12) Cassano GB, Petracca A, Perugi G, et al : Derealization and panic attacks : A clinical evaluation on 150 patients with panic disorder/agoraphobia. Compr Psychiatry 30 : 5-12, 1989
13) Roth M, Gurney C, Garside RF, et al : Studies in the classification of affective disorders : the relationship between anxiety states and depressive illness. Br J Psychiatry 121 : 147-161, 1972
14) Gurney C, Roth M, Garside RF, et al : Studies in the classification of affective disorders : the relationship between anxiety states and depressive illness. Br J Psychiatry 121 : 162-166, 1972
15) Breier A, Charney DS, Heninger GR : Major depression in patients with agoraphobia and panic disorder. Arch Gen Psychiatry 41 : 1129-1135, 1984
16) Leckman JF, Merikangas KR, Pauls DL, et al : Anxiety disorders and depression : contradictions between family study data and DSM-III conventions. Am J Psychiatry 140 : 880-882, 1983
17) Lesser IM, Rubin RT, Pecknold JC, et al : Secondary depression in panic disorder and agoraphobia. 1. Frequency, severity, and response to treatment. Arch Gen Psychiatry 45 : 437-443, 1988
18) Coryell W, Endicott J, Andreasen NC, et al : Depression and panic attacks : the significans of overlap as reflected in follow-up and family study data. Am J Psychiatry 145 : 293-300, 1988
19) 広瀬徹也：不安と抑うつ, 抑うつ症候群. 東京, 金剛出版, 1986, pp 23-50
20) 杉原徳郎, 岸本 朗, 水川六郎, 他：恐慌発作を有するうつ病の臨床的検討. 精神医学 30 : 507-516, 1988
21) Quitkin FM, McGrath PJ, Stewart JW, et al : Atypical depression, panic attacks, and response to imipramine and phenelzine. Arch Gen Psychiatry 47 : 935-941, 1990
22) Leckman JF, Weissman MM, Merikangas KR, et al : Panic disorder and major depression : increased risk of depression, alcoholism, panic, and phobic disorders in families of depressed probands with panic disorder. Arch Gen Psychiatry 40 : 1055-1060, 1983
23) Rickels K, Schweizer EE : Current pharmacotherapy of anxiety and panic, in

Psychopharmacology. Edited by Meltzer HY. New York, Raven Press, 1987
24) Roy-Byrne PP, Uhde TW : Panic disorder and major depression : biological relationships. Psychopharmacology Bulletin 21 : 551-554, 1985

VII. パニック障害の4類型

　前章で述べたような病像・経過を整理してパニック障害の類型化を試みた[1]。症例を提示しつつ以下に紹介したい。その前に，類型化するにあたって基礎にした考え方を以下に示す。これらは近年のこの分野における研究成果をふまえ，それにわれわれの経験と見解を加えたものである。

1．パニック障害についての著者らの基本的な考え方

　(1) パニック障害の基本症状はパニック発作であり，パニック発作の不安はnon-situational, spontaneous なもので，且つおそらくは生物学的 origin をもち，他の一般的な不安とは質的に異なるものである。この観点（代表的なものはKlein[2]）はパニック障害概念の基礎をなすもので，近年の米国における活発な生物学的研究その他によって支持され，広く承認されつつある考え方である。その根拠としては，乳酸ソーダ誘発試験（Pitts & McClure[3]），抗うつ薬の有効性（Klein & Fink[4]），家族性（Crowe, et al[5]），青斑核の機能との関係（Redmond[6]）等があげられている。Sheehan[7]は内因性不安（endogenous anxiety）と呼んでいるが，われわれの臨床経験でもパニック発作は何ら誘因なく突発的に発症するのものが大部分であり，心理的状況とは無関係の spontaneous な症状との印象が強い。(但し一旦発症した後に見られる状況誘因性のパニック発作の中には，予期不安や全般性不安の高まりと区別できない (2) 以下に述べる続発性・神経症的症状に属するものもあると思われる。しかしパニック障害の基本はあくまでも

spontaneous panic attack である。)

(2) これに対して予期不安や広場恐怖は，パニック発作に続発する postattack events として位置づけられる。状況依存性があり，性格要因も関与するいわゆる神経症的不安である。パニック発作と予期不安，広場恐怖との関係は，心臓発作を起こした人が発作の再発を恐れて，心臓に負担のかかりそうな状況を必要以上に恐れ避けるようになるのに似るとされる (Gorman, et al[8])。広場恐怖については DSM-III-R でもパニック障害の因果的優位性が認められている。われわれの臨床経験上も予期不安や広場恐怖はパニック発作と異なり，状況依存性や性格的要因の関与が明らかな場合が多く，神経症的症状としての特徴を具えた症状と言える。

(3) 以上の三大症状に加えて，多くの例では経過とともに全般性不安，心気症状，抑うつ症状等が続発合併してさまざまに混じり合い，いわゆる不安神経症の病像が形成される。

(4) 以上の過程は一次的・生物学的症状であるパニック発作にみまわれた個人

表 6. パニック障害の 4 類型

	パニック発作	予期不安広場恐怖	抑うつ		その他の特徴
第I型	単発	なし	なし		神経症化せず。非臨床例が大部分？ 臨床例に回顧的に見出される。
第II型	くり返す	なし	なし		神経症化しない。比較的少数。 個人の人格(知能，性格など)が関係する？
第III型	くり返す	あり	なし		最も普通に見られる。 不安神経症の中核群。
第IV型	I～IIIのどれか		あり	IV-1 続発性のうつ状態を合併するもの	
				IV-2 PD からうつ病へ移行するもの	まれならず見られ，うつ病との特別な関係(性格，遺伝負因など)が示唆される。
				IV-3 PD といううつ病の独立した病相を示すもの	

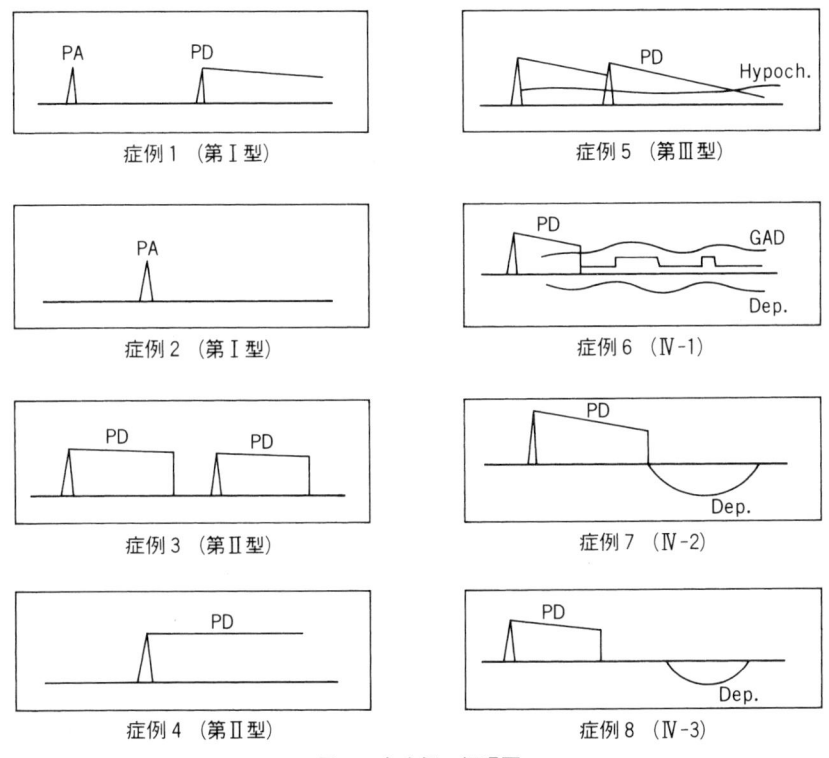

図 6. 各症例の経過図

が，さまざまな心身の反応をひき起こし，神経症化して，二次的・心因性のその他の（神経症的）症状を現出させてくる過程と考えることができる。（中には後述する第II型のように神経症化しない例も存在する。）

DSM-III-R では神経症という概念を廃止しているが，ここで神経症化という語を用いるのは，われわれが今のところ従来の不安神経症というわく組を一応認め，そこからパニック障害にアプローチして行く立場に立ち，両者をつなぐ概念としてこの語を使用したいためである。ここで言う神経症化とは，一次的・生物学的症状であるパニック発作に触発されて，二次的・心因性のその他の（神経症的）症状が加重（overlay）してくる過程[9]，あるいは（うつ病の神経症化の場合のように），パニック発作の繰り返しによって生じた心的水準の低下に伴って，水面下

にあった葛藤が顕在化し、さまざまな神経症症状が現出してくる過程[10]のことをさす。

(5) パニック障害とうつ病との近縁関係は多くの研究者や臨床家の認めるところであり（前章参照），類型化にあたって両者の合併や移行を重視することは理に適っていると思われる。

以上のような観点に立ってパニック障害を次の4型に分類した（表6，図6参照）。

2．第Ⅰ型

パニック発作の単発のみで，予期不安や広場恐怖への発展も見られず，神経症化せず，そのまま治まってしまうものである。これのみではパニック障害と言えないが，第Ⅱ型以下との比較でその不全型とも考えられるので敢えて第Ⅰ型とする。自験例では後に不安神経症として受診した症例の既往歴上のエピソードとして見出されるが，疫学調査では sporadic panic attack としてまれでないことは前述（第Ⅲ章）の通りである。

【症例　1】　43歳，女，主婦
　2年前，台所で炊事作業中急に目の前が真っ暗になり意識が遠くなって死んでしまうような不安に襲われ，救急車で病院へ運ばれた。強い不安は10分位でおさまり，1時間後には完全に回復，病院では諸検査の結果異常なしと告げられ帰宅した。その後は全く何ともなく，そのうち忘れてしまったと言う。ただし本例は2年後に同様のパニック発作で再発し，今回は典型的なパニック障害の病像を呈し現在治療中である。しかし最初のエピソードは，パニック発作の単発のみで終わった例である。

【症例　2】　28歳，男，精神科医
　ある日患者と面接中急に診療録を書く手が重く感じられ，頭がボーッとして考えがまとまらなくなり，胸の中が重苦しくモヤモヤする感じがし，急いで面接を

うち切って臥床した。しかし気分が落ち着かず，立ったり座ったり歩き回ったりしてじっとしていられない。パニック発作にちがいないと考え，同僚にdiazepam 10 mgを静注してもらいおさまった。全経過約1時間，その後数日間は「変な感じ」が続いたが予期不安や広場恐怖は全くなく，仕事に戻り，そのうち忘れてしまったと言う。心電図等内科的には問題ない。

●以上の2例はいずれもパニック発作の単発のみで終わった例である。症例1は臨床例に回顧的エピソードとして見られたものであり，症例2は非臨床例に見出されたものである。どちらも何ら誘因なく突然パニック発作が起こり，それが1回のみで終わり繰り返すことがなく，そのうち忘れ去られている。

3．第II型

　パニック発作が繰り返し起こるが，それに続く予期不安や広場恐怖が見られず，発作の苦痛のみで間欠期には何ともないものである。Gormanら[11]もこのような症例のあることを記載しているが，われわれの見方からすれば，パニック障害ではあるが神経症化しないものである。なぜ神経症化しないのかについては，自験例からは軽度の精神遅滞や，強気な性格で不安を否認する態度など，パニック発作を受けとめそれに反応する個人の側の知能や性格が関係しているように思われるが，今後の検討に待たなければならない。いずれにしても，上記(4)の観点に立つとき中には神経症化しないものがあっても不思議はないと思われる。この第II型の患者は発作の時は大騒ぎするが，発作のない時はケロリとしていて　(la belle indifférenceに似て) 一見ヒステリー的にも見える。しかし発作に心理的誘因がなく疾病利得が見られない等の点はそれと異なっている。但しパニック発作が頻発し発作重積状態とでも言うべき状態に陥った時は，多少の予期不安が見られる。
　第II型はまたBeitmanら[12]の言うnonfearful panic disorderとも重なる部分があると思われる。パニック発作を精神的不安として自覚せず，専ら身体疾患と考え，また医師からもそのように扱われていれば，症状の精神化が起こりにくい

と考えられるからである。

【症例 3】 51歳，女，主婦

3年前より自宅でひとりで居る時急に胸苦しさ，頻脈，気が遠くなる感じ等を伴う不安に襲われ，病院へかけつけ注射をしてもらうと20-30分でおさまるという発作が頻発するようになった。しかしよほど強い発作が連続しないかぎり，間欠期にはケロリとしていて予期不安や広場恐怖の訴えは全くない。知能検査(WAIS)では全IQ＝66であった。DSM-III-RではPanic Disorder without Agoraphobiaと診断される。

【症例 4】 24歳，男，トラック運転手

短気，強気だが神経質なところもある性格。5ヵ月前車を運転中急に寒気，血が引く感じ，動悸，息苦しさ，胸痛などとともに「どうかなってしまう感じ」に襲われ救急外来を受診，内科的精査では異常はない。その後も度々同様の発作を起こし，軽い時はそのまま我慢し，重い時は注射を打ってもらうと間もなくおさまると言う。ふだんは何ともなく，仕事も普通で，予期不安や広場恐怖は全くない。精神的不安感よりも身体的苦痛感が主であり，心理的問題としての自覚は乏しく通院も不規則である。DSM-III-RではPanic Disorder without Agoraphobiaである。

●以上の2例はいずれもパニック発作が頻発しパニック障害と診断されるが，パニック発作そのものの苦痛のみで，発作間欠期は予期不安，広場恐怖，全般性不安等を伴わず，神経症的な病像を呈していない。症例3には軽度の精神遅滞があり，症例4は強気が目立ち，両者とも精神的問題としての自覚が乏しい。

4．第III型

次のIV-1とともに最も多く見られ，いわゆる不安神経症の中核をなしている群である。予期不安や広場恐怖のほか，遷延例では心気症状を伴うものが多い。抑

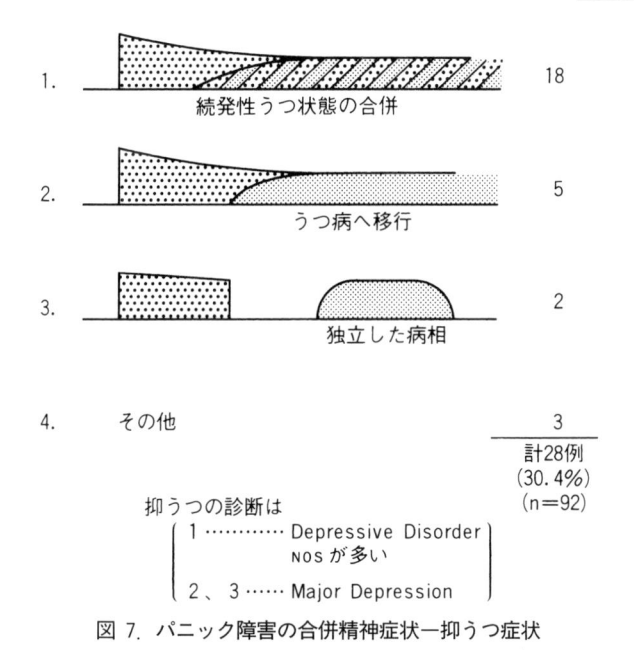

```
1. ▓▓▓▓▓▓▓▓▓          18
     続発性うつ状態の合併

2. ▓▓▓▓▓▓▓▓           5
        うつ病へ移行

3. ▓▓▓    ▓▓▓         2
        独立した病相

4.  その他            3
                    ─────
                    計28例
                    (30.4%)
                    (n=92)

抑うつの診断は
  ⎛ 1 ……… Depressive Disorder ⎞
  ⎜      NOS が多い            ⎟
  ⎝ 2、3 …… Major Depression   ⎠
```

図 7. パニック障害の合併精神症状—抑うつ症状

うつを欠く点が次の第Ⅳ型との相違点である。

【症例 5】 32歳,男,設計技師

6カ月前,職場で残業中急に頭がボーッとしてしめつけられるように感じ,強い不安,動悸,息苦しさ,死んでしまうのではないかと思う恐怖等を発症。発作間欠期にも予期不安,易疲労,集中困難,不眠,イライラなどが持続し,外出嫌いになったと言う。内科的精査では異常ないと言われているが,左の首から肩にかけての痛み,前胸部圧迫感等を訴え,心筋梗塞恐怖が強い。DSM-Ⅲ-R では Panic Disorder with Agoraphobia, Hypochondriasis の併記である。

5. 第Ⅳ型

パニック障害に抑うつを伴うものを一括してまとめたものであり,パニック障

害とうつ病との疾病学的・遺伝学的近縁性を顧慮したものである。抑うつとの合併では，パニック障害の経過とともに不安に抑うつを重畳させて，不安抑うつ状態ないし不安抑うつ心気状態を呈するものが最も多い（Ⅳ-1）。この場合の抑うつは，パニック発作の繰り返しや広場恐怖による意気消沈（demoralization）に基づくものとして理解できる場合が多い。しかし抑うつを伴うものの中には，不安症状への単なる重畳ではなく，パニック障害が途中からうつ病に変わってしまうもの（Ⅳ-2），パニック障害が寛解したあと間を置いて独立した病相としてうつ病が発症するもの（Ⅳ-3）もある（図7参照）。Ⅳ-2，3は数は少ないが，パニック障害とうつ病両者の遺伝負因が認められるものもあり，何らかの素因の関与が推定される。また広瀬の「不安発作―抑制型うつ病」に症候的に合致する（パニック障害のあと抑制主体のうつ病相を示す）ものが多い。

【症例　6】　48歳，女，主婦

　8ヵ月前夜半に目覚め息苦しさ，胸苦しさ，動悸，不安，死んでしまうのではないかという恐怖等を覚えた。以来それほど強くはないが，体がフワーツと浮いたようになり，気が沈むような不安感を覚える発作が頻発し，予期不安や外出恐怖も伴った。症状が持続するうちに，いつも何となく不安で何かにつけて必要以上に心配し，気分が晴々とせず，何事にもおっくうで体がだるく，食欲や睡眠も障害されるようになった。DSM-Ⅲ-RではPanic Disorder with Agoraphobia, Generalized Anxiety Disorder, Major Depressionの併記である。抑うつは続発性と見られるのでⅣ-1である。

【症例　7】　43歳，男，会社員

　3ヵ月前職場で昼食中急に動悸，息苦しさ，胃が引っ張られるような感じ，手足のふるえ，シビレなどを伴うパニック発作を発症。発作を繰り返すが心臓等には異常なく，当科受診後しだいに軽快しつつあった。ところが8ヵ月後頃より不安に代わっておっくうさ，気分不快，寡言，食欲不振，睡眠障害等を伴う抑うつ状態が出現，入院となる。3ヵ月後軽快し退院した。回復時一過性の軽いパニック発作の再燃をみたほかは，うつ病の時期に不安症状はなく，パニック障害の時期に抑うつは認められなかった。DSM-Ⅲ-R診断ではPanic Disorder without

Agoraphobia から Major Depression への連続的な移行であり，われわれのIV-2である。

【症例　8】　30歳，男，工員

　父方にうつ病，母方に不安発作の遺伝負因がある。約1年前突然の体のしびれ感，動悸，息苦しさ，失神感，死恐怖などを伴うパニック発作を発症。予期不安や広場恐怖も強かった。あちこちの医療機関や救急外来を頻回に受診した後当院へ1ヵ月間入院。発作は消失し，一旦寛解した。約6ヵ月後今度はおっくうさ，ゆううつ感，易疲労，精神運動制止，睡眠・食欲障害，日内変動等を示す抑制主体の抑うつ状態を発症，再入院となった。前回のエピソードでは抑うつは見られず，今回のエピソードではパニック発作は全く見られなかった。DSM-III-R では Panic Disorder with Agoraphobia と Major Depression の独立した病相であり，IV-3 である。

　以上このようにパニック障害を類型化して眺めてみると，まず第I型(準パニック障害)の存在は，パニック障害の病態が健常者の中にも幅広い裾野のひろがりをもつことを示していると考えられる。次に，第IV型の存在は，それがうつ病等他の精神疾患の中にも幅広く浸透していることを示していると考えられる。そして第三になお且つこの病態の中心を占めるのは，数の多さや症状のまとまりぐあいから言って，第III型やIV-1に相当するもので，不安神経症に相当する病態と考えられる。つまりパニック障害とはこのような疾病学的位置づけをもった病態(現在のところは症候群)と言えるのではないだろうか。

　その後三田らがパニック障害の遷延化に伴う病像変化を整理した考察を提出しており，また傳田ら北大グループは，抑うつ状態を伴うパニック障害を類型化し，その臨床的特徴を整理した報告を提出している。いずれもわれわれのものと共通する点が多く，臨床実感の普遍性をうかがわせる。(三田達雄，中井　隆，安　克昌，他：パニック・ディスオーダーの遷延化。精神科治療学 8：657-665，1993。傳田健三，北川信樹，嶋中昭二，他：抑うつ状態を伴う panic disorder の臨床的研究。精神医学 38：709-717，1996)

文　献

1) 竹内龍雄, 林　竜介, 冨山學人, 他: panic disorder—4類型化の試み. 精神医学 32: 957-962, 1990
2) Klein DF: Anxiety reconceptualized, in Anxiety. Edited by Klein DF. Basel, Karger, 1987
3) Pitts FN, McClure JN Jr: Lactate metabolism in anxiety neurosis. N Engl J Med 277: 1329-1336, 1967
4) Klein DF, Fink M: Psychiatric reaction patterns to imipramine. Am J Psychiatry 119: 432-438, 1962
5) Crowe RR, Noyes R, Pauls DL, et al: A family study of panic disorder. Arch Gen Psychiatry 40: 1065-1069, 1983
6) Redmond DE: New and old evidence for the involvement of a brain norepinephrine system in anxiety, in Phenomenology and Treatment of Anxiety. Edited by Fann WE, Karakan I, Pokorny AD, et al. New York, Spectrum Publications, 1979
7) Sheehan DV, Ballenger J, Jacobsen G: Treatment of endogenous anxiety with phobic, hysterical, and hypochondriacal symptoms. Arch Gen Psychiatry 37: 51-59, 1980
8) Gorman JM, Liebowitz MR, Klein DF: Panic disorder and agoraphobia. Current concepts, Kalamazoo, Upjohn, 1984
9) 弟子丸元紀, 比良亮一, 木村武実, 他: 精神症状を伴う胸郭出口症候群. 臨床精神医学 18: 1139-1148, 1989
10) 広瀬徹也: 躁うつ病の慢性化と遷延化. 抑うつ症候群, 東京, 金剛出版, 1986, pp 159-171
11) Gorman JM, Liebowitz MR: Panic and anxiety disorders, in Psychiatry Vol 1, Chap 32. Edited by Michels R, Cooper AM, Guze SB, et al. Philadelphia, Lippincott, 1986
12) Beitman BD, Kushner M, Lamberti JW, et al: Panic disorder without fear in patients with angiographically normal coronary arteries. J Nerv Ment Dis 178: 307-312, 1990
13) 広瀬徹也: 不安と抑うつ: 不安発作—抑制型うつ病をめぐって. 抑うつ症候群, 東京, 金剛出版, 1986, pp 23-50, 1986

VIII. パニック障害の経過・予後

　VIおよびVII章でパニック障害の経過に伴う病像変化について述べたが，本章では全般的な経過・予後について概観する。パニック障害が概念化され診断基準が定められたのが最近であるため，その経過や予後を調査した報告はまだ少ない。不安神経症について過去になされたものを参考のためにいくつか紹介した後，パニック障害について述べる。

1. 不安神経症の経過・予後についてのこれまでの主な報告

　Walker[1]は顕在性の不安状態の患者111名について，その発症のしかたをinstantaneous, rapid および gradual に三分し，経過を不安発作に誘因がなくて episodic なもの，不安発作に誘因があって episodic なもの，constant に不安があってしかも特別な理由なしに増悪するもの，不安はそれほど強くないがストレスで増強したり時には全く消失する fluctuating なものに四分した。発症がinstantaneous で経過が不安発作に誘因がなくて episodic なもの（現在のパニック障害にほぼ該当）が最も予後が良く，ほとんど完全に自然治癒し，一つの臨床単位（Walker はうつ病に属せしめたいとしている）と考えられるとしている。発症が gradual なものや経過が constant なもの（現在の全般性不安障害にほぼ該当），不安発作に誘因のあるもの（現在のパニック発作を伴う広場恐怖にほぼ該当）は予後が良くないと言う。

　Marks ら[2]は不安神経症に関する総説の中で，多くの研究者たちによる追跡調

表 7. 不安神経症の経過・予後

経過・予後	例数（％）
a）治　癒	15（12.7）
b）寛解期をもつもの	19（16.1）
c -1) 持続性，日常生活可能	44（37.3）
c -2) 持続性，制限された生活	28（23.7）
保　留	12（10.2）

	男性 60	女性 38
1．治　癒	10	5
2．寛　解	10	9
3．通院して日常生活	17	27
4．通院及制限された生活	17	11
保　留	6	6

査の結果を概観し，1〜20年の追跡調査で41〜59％の患者の転帰は治癒または著明改善を示しているので，不安神経症の予後はおよそ50％は良好としてよいのではないかと述べている。

Noyesら[3]は57名の不安神経症者の5年後の転帰を調べ，67％は治癒または軽度の障害を残すのみで予後良好であった。彼ら[4]は次いで112名の患者について同じ基準で対照調査を行い，68％が予後良好であり，予後を左右する因子として，罹病期間の長さ（1年未満はその後症状なし。49％が該当）と社会階層（低いものは良くない）があげられた。また合併症として二次性うつ病が約半数（44％）に認められ，転帰を悪化させていたと言う。

われわれ[5]はDSM-Ⅲでパニック障害または全般性不安障害に該当する不安神経症の自験例118名を対象に，少なくとも6ヵ月以上平均3年後の転帰を調査したところ表7のような結果を得た。諸家の報告とそう大きな違いはないものの，症状が持続し日常生活の制限を余儀なくされているもの（難治例とする）が，23.7％と4分の1近くを占めることがわかった。この難治性経過をとる群の特徴を調べると，初期病像における頻回の不安発作や強い予期不安，病前性格が中核的特性からはずれて短気，勝気な傾向が目立つ等の点があげられた。

2. パニック障害の経過・予後

　DSM-III-R の記述では，パニック障害の経過について，数週から数ヵ月の比較的短い期間で終わるものもあるが，何度も再発することもあり，典型的な場合(特に広場恐怖を伴うパニック障害の場合）は寛解増悪を繰り返しつつ何年も続くことが多いと述べられている。Gorman らの成書でも，治療しなかった場合の経過は極めてまちまちであり，消長しつつ経過し自然治癒があっても数ヵ月から数年して再発もあり，極端な場合は何十年も家にしばりつけられていることさえあると述べられている。家にしばりつけられるのは随伴する広場恐怖によることは言うまでもない。

　Noyes ら[6]はパニック障害の経過・予後に関する一連の研究で，本障害は慢性に経過するが転帰は比較的良い（chronic course but favorable outcome）と結論している。彼らは，107 名の患者を三環系抗うつ薬で治療して 1 ～ 4 年後に調査し，80％は何らかの症状を残していたが，パニック発作は半数以下，恐怖症性回避は 40％に見られるのみであった。広場恐怖を伴うものは伴わぬものより重症で罹病期間も長かったが，薬物に対する反応や最終的な転帰に変わりはなかった。病初期に最も重症だったものは調査時の改善も最も少なかったと述べている。また最近の報告[7]では，89 名の患者の 3 年後の転帰（経過に応じて治療も行っている）を調査した結果，

症状なし	10.0％
ごく軽い症状	36.6％
軽度の症状	20.0％
中等度の症状	28.9％
重症	3.3％
非常に重症	2.2％

であった。但し約 80％の患者は不安症状の重さが変動し，約 1/3 の患者には抑うつのエピソードが見られた。これをパニック障害に恐怖症性回避がないもの，あるが軽いもの，重いものの亜型別と，うつ病の合併および人格障害の合併があるかないかの別によって，予後が左右されるかどうかを調べたところ，恐怖症性回

避（agoraphobia のこと）の重いもの，うつ病（major depression）を合併するもの，人格障害を合併するものは予後が悪いことがわかった．特に人格障害の合併が最も顕著な予後不良の予測因子であったと述べている（彼らはその後さらに調査を続け，転帰に関係する環境因子についても報告している（p.74 参照））．

一般にパニック障害の予後を悪化させる要因として，広場恐怖，うつ病およびアルコール依存の合併が指摘されているが，それらが死亡率をも高めていると言うショッキングな報告もある．

Coryell ら[8]（Noyes と同じ研究グループ）は，入院歴のあるパニック障害の患者 113 名の 35 年後を調査し，アイオワ州の一般人口と比較して不自然死の率が有意に高いことを見出した．他の調査によるとこれは二次性うつ病とアルコール症によると言う．また男子では循環器疾患による死亡が多かった．性・年齢を match させた一次性単極性うつ病（パニック障害の発症前にうつ病相が発症したもの）と比較しても死亡率が高く，自殺はパニック障害が 20.0%，一次性うつ病が 16.2% であったと言う．

Coryell ら[9]はまた不安障害の外来患者 155 名の 12 年後の死亡率を調査し，男子は女子より期待値の 2 倍の死亡率であり，それは心臓血管系疾患と自殺が多いことによるものであったと言う．

Weissman ら[10,11,12]も疫学調査の結果から，パニック障害の患者にはうつ病と同じ程度（20%）の自殺企図の経験者がいること，パニック発作の患者（パニック障害の基準には該当せず）にも自殺企図が高率（12%，精神障害のないものは 1%）に見られること，パニック障害でもうつ病でも合併症のないものよりあるもの（アルコール・薬物依存等）の方が自殺企図の率が高いことなどを報告している．

これらの報告は，パニック障害の予後が必ずしも楽観できないことを示していると言えよう．パニック発作それ自体の予後は決して悪いとは言えないが，二次的に生じる広場恐怖や抑うつ，アルコール依存等（comorbidity および complication）が問題である．パニック発作には次章で述べるような薬物療法が有効である．うつ病にも薬物療法が，また広場恐怖には行動療法が有効とされている．パニック障害の正しい診断と，予後を悪化させる諸要因を明らかにしたうえでそれらへの対策を含む適切な治療によって，アルコール依存や自殺企図を未然に防ぐ

表 8. パニック障害自験例の転帰
発症から平均 3.9±4.2 (mean±S.D.) 年後
(平均観察期間 1.8±1.6 年)

A：治癒 ………………………………………………	26（14.4%）
B：寛解（寛解期がある，まばらな受診で良い状態を維持） ………………………………………………	41（22.7%）
C：持続性（症状持続し定期的通院が必要）…………	114（63.0%）
C-1：持続性。日常生活可能………93（51.4%）	
C-2：持続性。制限された日常生活（難治例） ……………………………… 21（11.6%）	
計	181（100.0%）

ことができれば，予後の改善の可能性は十分あるのではないかと思われる。

パニック障害の転帰および類型と転帰との関係—自験例について

われわれ[13]は，自験例 181 例の発症から平均 3.9±4.2 (mean±S. D.) 年後（平均観察期間 1.8±1.6 年）の転帰を調べ，表 8 のような結果を得た。転帰の分類は前記の不安神経症の調査と一致させた。これによると，治癒と認められたものは 14.4%，寛解期をもち定期的な通院治療が不要なものは 22.7% であり，半数以上 (63.0%) が症状持続し定期的な通院治療を必要としているものであった。そのうち症状持続性だが普通の日常生活が可能なものが 51.4%，症状持続性で且つ制限された日常生活を余儀なくされているいわゆる難治例は 11.6% であった。

先の不安神経症の調査と比較してみると，治癒と認められたものと，症状持続性のものの割合はほぼ同じだが，寛解期をもつもの，症状持続性だが普通の日常生活が可能なものの割合はふえており（先の調査では保留の分があるので正確には比較できないが，53.4% から 74.1% へ増加），制限された日常生活を余儀なくされているいわゆる難治例は逆に減少（23.7% から 11.6% へと半減）していた。「不安神経症」から「パニック障害」に変わって，治癒率や慢性化の傾向は変わっていないものの（「不安神経症」には元来慢性経過を特徴とする全般性不安障害を含

表 9. 類型と転帰

類型の群	治癒または寛解	持続性・日常生活可	持続性・制限された日常生活	計
II & III-1	15 (62.5%) ┐	9 (37.5%)	0 (0.0%) ┐	24 (100.0%)
III-2	19 (41.3%) **	24 (52.2%)	3 (6.5%) *	46 (100.0%)
III-3 & IV	33 (29.7%) ┘	60 (54.1%)	18 (16.2%) ┘	111 (100.0%)
計	67 (37.0%)	93 (51.4%)	21 (11.6%)	181 (100.0%)

χ^2検定：$\chi^2=12.97$, df=4, p=0.012
　** ：$\chi^2=9.25$, df=1, p=0.002
　 * ：Yates's corrected $\chi^2=6.50$, df=1, p=0.011

んでいるから，パニック障害はそれに劣らず慢性経過をたどるものが多いことがわかる），寛解期をもつものがふえ，難治例が減り，全体として転帰（日常生活機能を織り込んだ，QOLを加味した転帰）は向上したと言えよう。高橋[14]によると，このような傾向は欧米諸家の報告でも認められると言う。薬物を中心とする治療法の進歩が，転帰の向上に一定の役割を果たしたことは間違いないと思われるが，その成果が未だ部分的なものに留まっていることも否定できない。

　これをさらに，前章で述べたわれわれの類型との関連でみると，表9の通りであった。すなわち，治癒または寛解期をもつものを転帰良好の群，症状持続性で制限された日常生活を余儀なくされているいわゆる難治例を転帰不良の群とし，その中間との3群にわけて集計してみると，パニック発作のみで「神経症化」しない第II型および予期不安のみを伴うIII-1型の群は転帰が良好であり，予期不安・広場恐怖以外の神経症的症状を伴うIII-3型と抑うつを伴う第IV型の群は転帰が比較的不良のものが多く，広場恐怖のみを伴うIII-2型の転帰はその中間であった。即ち，「神経症化」と抑うつの合併は予後不良の予測因子であることが示唆された（「神経症化」については前章参照。後述のTyrerら[16]の"general neurotic syndrome"とも共通する特徴である）。

Naturalistic study と予後の予測因子

　転帰を調べる場合，治療法による差が当然あり得るが，最近では治療法を主治医と患者にまかせて統制せず，多数例について比較的長期の転帰を見る"naturalistic study"が多く行われている（われわれの調査もその一つ）。DSM-IV[15]の記述によれば，naturalistic study による治療開始後6～10年の転帰は，

　　　　良好　　　　　　　　30%
　　　　症状はあるが改善　　　40-50%
　　　　不変または悪化　　　　20-30%

である。大体においてわれわれの臨床経験とも一致する数字である。

　先の Noyes らの調査の場合のように，naturalistic study による転帰調査の目的の一つは，特定の治療法によらない転帰を左右する要因を推計学的に調べ，予後の予測因子を割り出すことにある。表10 は，主な研究者による転帰調査から導かれたパニック障害の予後予測因子をまとめたものである。要約すると，治療開始時点でのパニック発作や広場恐怖の重症度（重症なものほど予後が良くない），罹病期間（長いものほど予後が良くない，短いほど良い），他の不安障害，うつ病，あるいはアルコール・薬物依存などの合併（comorbidity），性格傾向（不安性人格障害，不安感受性，神経症的傾向，回避性 coping など）などが，予後不良の予測因子となっている。

　この中には病前性格など動かせない要因もあるが，改善可能なものとして，不安，抑うつなどの合併は(自験例では心気症状や神経症的傾向も)，発症後経過が長引くに従ってふえてくる傾向があること，初診時の罹病期間が短いものほど予後が良いとの報告があるところから，プライマリ・ケアの場などでの早期発見・早期治療によって，パニック障害の発病初期のまだ病像が複雑化しないうちに，十分な治療によって病勢を頓挫させてしまうことが，予後の改善にとって最も重要且つ実行可能な方法と言えるのではないかと思われる。

表 10. 転帰とその予測因子

Noyes ら：chronic course but favorable outcome
　転帰不良の予測因子（1990）[17]
　　広汎な恐怖症性回避（広場恐怖）
　　抑うつの合併
　　人格障害の合併
　転帰不良の予測因子（1993）[18]
　　初診時の症状が重い（パニック発作，広場恐怖が重症，罹患期間が長い，
　　　うつ病の既往が多い）
　　死別または離婚による親からの別離の体験
　　対人過敏性
　　社会階層が低い
　　未婚
Pollack ら[19]：慢性化・重症化の要因
　　恐怖症性回避
　　他の不安障害の合併
　　うつ病の合併
　　人格障害（特にクラスターC）の合併
　　不安感受性
Tyrer ら[16]：general neurotic syndrome（*）は転帰不良の予測因子
Keller ら[20]（HARP 調査）：
　　慢性で再発しやすく，広場恐怖を伴うものは特に寛解率が悪い
Faravelli ら[21]：初診時の罹病期間が短いものほど予後が良い
Cowley ら[22]：転帰の最も強力な予測因子は avoidance coping
（*不安，抑うつその他の神経症的症状と依存的などの神経症的性格傾向が併存した状態．
彼らは DSM，ICD などの診断カテゴリーを利用しながら，記述的な用語としての神経症を
残し，臨床的有用性の高い症候群として提出している。）

クオリティ・オブ・ライフ（QOL）

　パニック障害は寛解増悪を繰り返しつつ慢性に経過するものが多く，経過中さまざまな合併症や生活上の機能障害をもたらし，QOL（quality of life）の低下を招いていることが報告されている。Markowitz ら[23]が米国の疫学調査（ECA 調査）から集計した報告によれば，パニック障害患者には精神的・身体的健康感の低下，結婚生活や社会生活機能の低下，経済的困難，アルコール・薬物乱用，自

殺企図, 救急外来の受診が多い, などといった QOL の障害が見られ, その程度はうつ病より重かったという。また Massion ら[24)]が不安障害患者の臨床調査(HARP 調査)から集計した報告でもほぼ同様の結果であったと述べられている。

最近 Katerndahl[25)]は, community survey をもとにパニック障害の QOL を調査し, うつ病の合併, ソーシャル・サポート, 心配性, 胸痛の重症度などが, QOL の予測因子であり, QOL の改善と能力低下防止のためには, 患者教育, サポートの供給, 焦点を絞った治療が望ましいと述べている。われわれ[26)]が WHOQOL-100 を用いてパニック障害の外来患者について行った調査では, 健常被験者と比べて「自立のレベル」と「QOL 全般」で QOL が有意に低かった。また QOL スコアは Hamilton のうつ病評価尺度と有意な(逆)相関を示し, 身体的領域の QOL が QOL 全般に及ぼす影響が大きいことがわかった。これらの結果から, (外来レベルの)パニック障害患者の治療では, 身体症状の軽減を治療標的とし, 抑うつ症状の合併を防ぎ, 種々の面から患者の自立を支える援助が, QOL の低下を防ぐうえで重要と考えられた。この結果は前述の coping の特徴(avoidance coping)とも符合する内容である。

さらに, 同じ患者について約 1 年半後に同じ調査を行ってみたところ[27)], 症状の重症度には有意差がなかったにもかかわらず, QOL の一部「精神性・宗教・信条(spirituality/religion/personal beliefs)」の領域で有意な向上がみられた。具体的にどのような向上があったのかを, 実際に患者にあたって聞いてみたところ, 宗教的なものとは関係なく, 長期の闘病体験を通じて破局思考などの思考パターンが変わり(不安や恐怖に対して開き直り), 逃避的・依存的 coping が修正されて前向きな考え方や生き方が身についたと感じることが, QOL の向上として評価されていることがわかった。

この調査で見る限り, たとえパニック障害の経過が長期にわたる場合であっても QOL の改善する領域があること, それは必ずしも症状の改善と並行するとは限らず, 否定的認知や逃避的・依存的 coping の克服と関連している場合があり, これらを促す治療が, QOL の向上に役立つのではないかと考えられた。精神科医療においても, 今後は患者の求める医療, 患者が選択する治療法, 生活重視, 患者中心の医療が進むと思われるが, その際 QOL は, 治療や転帰の評価のうえで, 欠かせぬ観点の一つになるものと予想される。

文　献

1) Walker L : The prognosis for affective illness with overt anxiety. J Neurol Neurosurg Psychiat 22 : 338-341, 1959
2) Marks I, Lader M : Anxiety states (anxiety neurosis) : a review. J Nerv Ment Dis 156 : 3-18, 1973
3) Noyes R Jr, Clancy J : Anxiety neurosis : a 5-year follow-up. J Nerv Ment Dis 162 : 200-205, 1976
4) Noyes R Jr, Clancy J, Hoenk PR, et al : The prognosis of anxiety neurosis. Arch Gen Psychiatry 37 : 173-178, 1980
5) 高橋　徹，藍沢鎮雄，竹内龍雄，他：不安神経症の難治性経過について：初期病像ならびに性格特性とのかかわりについて．精神衛生研究 31 : 25-40, 1985
6) Noyes R Jr, Garvey MJ, Cook BL : Follow-up study of patients with panic disorder and agoraphobia with panic attack treated with tricyclic antidepressants. J Affect Disord 16 : 249-257, 1989
7) Noyes R Jr, Reich J, Christiansen J, et al : Outcome of panic disorder : relationship to diagnostic subtypes and comorbidity. Arch Gen Psychiatry 47 : 809-818, 1990
8) Coryell W, Noyes R, Clancy J : Excess mortality in panic disorder : a comparison with primary unipolar depression. Arch Gen Psychiatry 39 : 701-703, 1982
9) Coryell W, Noyes R Jr, House JD : Mortality among outpatients with anxiety disorder. Am J Psychiatry 143 : 508-510, 1986
10) Markowitz JS, Weissman MM, Ouellette R, et al : Quality of life in panic disorder. Arch Gen Psychiatry 46 : 984-992, 1989
11) Weissman MM, Klerman GL, Markowitz JS, et al : Suicidal ideation and attempts in panic disorder. N Engl J Med 321 : 1209-1214, 1989
12) Johnson J, Weissman MM, Klerman GL : Panic disorder, comorbidity, and suicide attempts. Arch Gen Psychiatry 47 : 805-808, 1990
13) 竹内龍雄，林　竜介，根本豊實，他：パニック障害の病像・経過および転帰について—210例の症例検討から—．精神経誌 95 : 855-860, 1993
14) 高橋　徹：パニック障害の治療と予後．第11回日本総合病院精神医学会ランチョンセミナー（講演），1998.12.3 東京
15) American Psychiatric Association : Diagnostic and statistical manual of mental disorders, Fourth Edition. American Psychiatric Association, Washington, DC, p 399, 1994
16) Tyrer P, Seivewright N, Ferguson B, et al : The general neurotic syndrome : a coaxial diagnosisi of anxiety, depression and personality disorder. Acta Psychiatr

Scand 85：201-206, 1992
17) Noyes R Jr, Reich J, Christiansen J, et al：Outcome of panic disorder. Relationship to diagnostic subtypes and comorbidity. Arch Gen Psychiatry 47：809-818, 1990
18) Noyes R Jr, Clancy J, Woodman C, et al：Environmental factors related to the outcome of panic disorder. A seven-yesr follow up study. J Nerv Ment Dis 181：529-538, 1993
19) Pollack MH, Otto MW, Rosenbaum JF, et al：Longitudinal course of panic disorder：Findings from the Massachusetts General Hospital Naturalistic Study. J Clin Psychiatry 51 [12, suppl A]：12-16, 1990
20) Keller MB, Hanks DL：Course and outcome in panic disorder. Prog Neuro-Psychopharmacol & Biol Psychiat 17：551-570, 1993
21) Faravelli C, Paterniti S, Scarpato A：5-year prospective, naturalistic follow-up study of panic disorder. Compr Psychiatry 36：271-277, 1995
22) Cowley DS, Flick SN, Roy-Byrne PP：Long-term course and outcome in panic disorder：a naturalistic follow-up study. Anxiety 2：13-21, 1996
23) Markowitz JS, Weissmann MM, Ouellette R, et al：Quality of life in panic disorder. Arch Gen Psychiatry 46：984-992, 1989
24) Massion AO, Warshaw MG, Keller MB：Quality of life and psychiatric morbidity in panic disorder and generalized anxiety disorder. Am J Psychiatry 150：600-607, 1993
25) Katerndahl DA, Realini JP：Quality of life and panic-related work disability in subjects with infrequent panic and panic disorder. J Clin Psychiatry 58：153-158, 1997
26) 竹内龍雄，林　竜介，池田政俊，他：パニック障害患者の Quality of Life—WHOQOL-100 を用いた調査から—．日社精医誌6：149-158, 1998
27) 竹内龍雄，池田政俊，日野俊明，他：パニック障害患者の Quality of Life（続報）—WHOQOL-100 を用いた追跡調査—．第19回日本社会精神医学会，福島，1999.3.4(口演)

IX. パニック障害の治療

　パニック障害の治療の基本は薬物療法である。従来の不安神経症という概念からすれば，神経症に対する治療は精神療法が基本であり，薬物を用いる場合であってもそれはあくまで補助的な手段とするのが一般的な考え方であった。しかしパニック障害の概念が受け入れられるようになってからは，その基本症状であるパニック発作を阻止する効果をもつ薬物を用いた薬物療法こそ，本質的な治療法と考えられるようになった。そもそもパニック障害の概念化のきっかけになったのが，Klein によるパニック発作に対する imipramine の抗パニック効果の発見であった。その後 MAOI や alprazolam の抗パニック効果も確認され，パニック障害の治療における薬物療法の役割はゆるぎないものとなった。また，従来から不安神経症に対して用いられて来た diazepam 等の一般の抗不安薬は，パニック発作には有効でなく，予期不安や全般性不安に対して有効であり，薬物の効果の面からも，両者は不安の質を異にすると考えられるようになった。即ち，パニック発作の方は心因とは無関係に何らかの生物学的原因で起こり，imipramine 等の抗うつ薬が有効で，予期不安や全般性不安はパニック発作に伴って二次的に生じ，従来からの抗不安薬が有効（但し alprazolam は両方に有効）という図式である。

　かくして精神療法は，パニック障害の治療における主役の座を薬物療法に奪われる形となった。しかしわれわれは後述のように，一般的な支持療法としての精神療法の重要性は，いささかも減じるものではないと考えている。また支持療法以外の心理学的治療法として，行動療法が重視されており，特にパニック障害に伴う広場恐怖の治療には exposure の有効性が認められている。その主唱者である Marks らは，パニック障害も恐怖症の一種とみなす立場から，exposure は薬

物療法に劣らぬ有効性をもつとしている。最近では認知療法の有効性を主張する研究者もあり，注目されつつある。以下に薬物療法を中心にパニック障害の治療について，自験例をまじえ概観したい。

1. パニック障害の薬物療法

1962年，KleinとFink[1]は180名の精神病院入院患者にimipramineの投与を試みたところ，それがパニック発作と予期不安・広場恐怖をもつ患者（現在の広場恐怖を伴うパニック障害に相当）のパニック発作に有効であることを見出した。また予期不安や広場恐怖には無効であり，同じ不安でも両者の基礎にある過程は異なるのではないかと考えた。Klein[2]は1964年にも同様の患者28名にimipramineとMAOIを用いた準対照試験を行い，同様の結果を得た。1967年，PittsとMcClure[3]はパニック発作をもつ不安神経症（パニック障害に相当）の患者に乳酸ソーダを静注するとパニック発作が誘発されることを見出した。Kellyら[4,5]は1970年，回顧的調査で恐怖症の患者のパニック発作にMAOIが有効であることを認めた後，1971年この乳酸ソーダを用いて不安神経症患者にパニック発作を誘発し，それがMAOIで抑制されることを確かめた。Kellyらはこの乳酸ソーダによる方法が種々の治療法による抗不安効果の判定に有用ではないかと述べたが，事実以来しばしば薬効判定に用いられるようになった。Sheehanら[6]は1980年，彼の言うendogenous anxiety（パニック障害に相当）の患者57名を対象に，imipramine, phenelzine（MAOIの一種）とplaceboを用いた二重盲検を行い，imipramineとphenelzineが有意に有効であることを確かめた。またこの二者のうちではphenelzineの方がより有効であった。

1981年，benzodiazepine系抗不安薬の一種であるalprazolamが発売され，当初は全般性不安障害を適応症としていたが，しだいに抗パニック効果をもつことが知られるようになった。1982年Chouinardら[7]による二重盲検，1984年Sheehanら[8]による対照試験等を経てalprazolamのパニック障害の治療薬としての有効性が確認された。その後alprazolamのみならず，抗てんかん薬として発売されているがalprazolamと同じ高力価benzodiazepineに属するclonazepamも，

パニック障害に有効と報告された (Fontaine ら[9])。その後さらに三環系抗うつ薬や benzodiazepine の中で抗パニック効果をもつとされる薬物の範囲は広がる傾向にあるが，抗うつ薬と高力価 benzodiazepine が抗パニック効果をもち，パニック障害の治療薬として有効という評価はほぼ確立しつつあると言えよう。

　パニック障害の薬物療法を普及させた研究に，1980年代に2回にわたって行われた国際共同研究がある。1回目は米国，カナダ，オーストラリアの8施設500名以上の患者を対象に alprazolam と placebo で，2回目は北米，南米，西欧など12施設 1000 名以上を対象に alprazolam と imipramine と placebo の3者の間で行われた。いずれも8週間の試験期間中，alprazolam も imipramine も，パニック発作や恐怖症や回避行動に対して placebo より有意に有効で，且つ alprazolam は imipramine より効果発現が速く，はじめの1〜2週めから効果が現れ，最終的には両者は同程度の改善率(70%がパニック発作消失。placebo では 50%)を示した[41,42]。また一部の患者についてはその後6カ月間にわたって試験が続けられ，alprazolam および imipramine 投与群は改善が維持されたが，placebo 群では脱落が多かった[43]。

　この一連の研究は，後述の Marks らの批判はあるものの，抗うつ薬の代表としての imipramine，抗不安薬の代表としての alprazolam のパニック障害に対する有効性を証明した研究として，その後の薬物療法の普及に大きく貢献した。

2．抗うつ薬

　Klein の imipramine の抗パニック効果の報告以来，その他の三環系抗うつ薬についても抗パニック効果が調べられ，その有効性が報告されている。現在のところ imipramine 以外では clomipramine, desipramine, trazodone および maprotiline は有効だが，amoxapine, bupropion には抗パニック効果はないと言う (Rickels ら[10])。Imipramine の有効性についてはほとんど異論はなく，ほぼ定説となった観があるが，Marks ら[11]は placebo と比べて有意差はなく，抑うつを伴う場合にのみ抑うつに対して有効であるに過ぎないと主張している。Marks ら[12]は imipramine に限らず，広場恐怖を伴うパニック障害に対して薬物の効果は特

異的ではなく，持続性に欠け，彼らの推奨する exposure（行動療法の一種）こそ根本的で永続性のある治療法だと主張する。しかし現在の大方の意見は，抑うつのあるなしにかかわらず imipramine の抗パニック効果を認めるものであることは前述の通りである。三環系抗うつ薬以外では MAOI 特に phenelzine の有効性が確かめられているが，わが国では MAOI は販売されていない（SSRI については後述）。

（1）Gorman の imipramine 療法

Gorman[13] の推奨するパニック障害に対する imipramine（トフラニール）療法は以下の通りである。

① Imipramine を 1 日 10 mg より開始し 1 日 10 mg ずつ増量して 50mg/日とする。1 日 1 回（夜）投与でよい。もし過敏反応が出たら 10 mg 減量して 3 日間様子を見る。

② 1 日 5 mg に達したらそこで 1 週間維持し経過を見る。50 mg/日でも有効な患者がいる。

③ 発作がある場合は，3 日かけて 75 mg/日まで，さらに 3 日かけて 100 mg/日まで増量し，1 週間経過を見る。100 mg/日ではまだ発作がなくならない場合が多い。

④ 100 mg/日から 3 日かけて 150 mg/日まで増量し，さらに 1 週間かけて 200 mg/日まで増量する。大抵このくらいは必要である。さらに 1 週間かけて 300 mg/日まで増量してもよい。

⑤ 以上で 80％はパニック発作が消失し，次いで予期不安や恐怖症性回避も軽快する。寛解に達しても 6 ヵ月間は最高量を維持しなければならない。抗コリン性副作用が強ければ減量するか，desipramine に替えてみる。

⑥ 約 15％の患者はこの方法でも効かない。その場合は予期不安の高まりをパニック発作と誤解していないか確かめたうえで，さらに増量を試みる。その際心電図を検査し，QRS 時間が 0.10 秒以上でないかどうか（中毒の指標となる）チェックする。

われわれの経験ではもっと少量（30〜50〜75 mg/日）でも有効との印象をもつ。

しかし，100 mg/日以上用いてはじめて有効な症例も確かに存在する。また増量のテンポももう少し遅くした方がよいと思われる。例えば治療初期には1日10 mgずつ増量するのでなく，3～4日かけて10 mgずつ増量していくなどである。

（2）その他の抗うつ薬療法

Imipramine 以外の三環系抗うつ薬では clomipramine（アナフラニール）と desipramine（パートフラン）の有効性が確かめられている。われわれ[14]の経験では amitriptyline（トリプタノール，ラントロン）など他の三環系抗うつ薬や，maprotiline（ルジオミール）などの四環系抗うつ薬，sulpilide（ドグマチール）なども有効な場合がある。前述のように，欧米では MAOI（モノアミン酸化酵素阻害薬）特に phenelzine の有効性が強調されている。しかし残念ながらわが国では MAOI は市販されていない。

（3）抗うつ薬が有効な理由—抗うつ効果によるものか独立した効果か—

本来うつ病に対する治療薬である抗うつ薬が，何故パニック障害，特にパニック発作に有効なのかは興味深い問題である。もちろん詳しいことは分かっていないが，パニック障害とうつ病との近縁関係から，パニック障害に対する効果も抗うつ効果によるとする考え方がある。しかし抗うつ効果と抗パニック効果は別ものだとする考え方もあり，少なくとも臨床的には後者の方が実際と合っているように思われる。Rickels ら[10]は抗うつ効果と抗パニック効果は別ものだとする理由として，以下のような事実をあげている。

① 一般にベースラインの抑うつの有無や程度によって抗パニック効果の有無の予測はできない。
② 多くの場合，抗パニック効果を生ずる量は抗うつ効果をもたらす量より少なく，効果の発現は早い。
③ うつ病とパニック障害の合併した患者で，抗うつ効果とは別に抗パニック効果が現れる場合があり，逆に alprazolam（抗うつ効果がある）でパニック障害が寛解し，服薬を続けているにもかかわらずうつ病になる患者がいる。

Rickels らは以上のような事実を踏まえつつも，抗うつ薬でパニック症状のみ

ならずそれに伴う恐怖症や抑うつが良くなる患者も多いところから，結局抗うつ薬の効果は一般的な"patholytic"なものかもしれないと述べている。

先に述べたMarksら[11]はimipramineの抗パニック効果を否定し，抑うつのない恐怖症（広場恐怖を伴うパニック障害）には無効であり，抑うつを伴う場合に限って抑うつの軽快に伴って恐怖症も軽快するのだと言う。そしてたとえ効果があったとしてもそれは抗うつ薬のもつ鎮静作用等一般的なpatholyticな作用によるに過ぎないと言う。

Thaseら[15]はこれに反論し，上記のような臨床的事実に加えて，三環系抗うつ薬の一種であるdesipramineは鎮静作用が乏しいにもかかわらず抗パニック効果をもつことや，clomipramineは強迫神経症の患者に対して，強迫症状には有効だが抗うつ効果はplaceboと変わらぬこと等をあげ，これらの特異的な効果は三環系抗うつ薬一般がもつ抗うつ作用や鎮静作用などのpatholyticな効果だけでは説明できないとしている。われわれの経験でも，臨床的に抑うつの認められないパニック障害にも抗うつ薬が効くこと，パニック障害に抑うつを伴う場合に抗うつ薬でパニック障害は軽快しても抑うつは必ずしも軽快しない例があることなどから，抗うつ薬に特異的な抗パニック効果のあることは臨床的には間違いないと思われる。

（4）抗うつ薬の作用機序

三環系抗うつ薬が効果を発揮する作用機序については不明だが，Thaseら[15]は，ノルアドレナリン，セロトニンの再とりこみ抑制によるシナプス間隙のモノアミンの増加が抗うつ効果に結びつくというこれまでの仮説は疑わしく，少なくとも抗パニック効果とは結びつかない。他の神経化学的作用であるβ-アドレナリン受容体のdown regulation，および中枢および末梢におけるノルアドレナリンの代謝回転の低下と関係があるとしている。Down regulationによる受容体感受性の低下には時間がかかるが，それは抗うつ薬の効果発現に時間がかかることと符合している。またノルアドレナリンの代謝回転の低下に関しては，脳内の主要なノルアドレナリン神経核である青斑核のノルアドレナリン神経細胞の発火の減少や，末梢における血漿中ノルアドレナリン代謝産物（カテコールアミン，MHPGなど）の減少を示す報告がこれを支持していると言う。

青斑核とパニック障害との関連性は，不安のノルアドレナリン仮説において最も重要視されているところである。サルでこの部分を電気刺激すると不安様状態を呈し，破壊すると脅威にさらされても不安様状態を呈さなくなる（Redmond[16]）。また，ヒトでこの部分の活動性を高める $α_2$ 受容体遮断薬である yohimbine や piperoxane あるいは caffeine はパニック発作を誘発し，$α_2$ 受容体作用薬でありこの部を抑制する clonidine はパニック発作を抑制することが知られている。Ballenger[17] は，三環系抗うつ薬, MAOI, benzodiazepine および triazolobenzodiazepine (alprazolam) など，パニック障害に有効で乳酸ソーダ誘発性パニックを抑制する薬物は，青斑核のノルアドレナリン神経細胞の発火を減少させるとし，パニック障害の病因モデルとして中枢性ノルアドレナリン神経の過敏性を主張している。ただし，薬物と関連したパニック障害の生物学的病因モデルは他にもいくつか提出されており，別に述べる。

3．抗不安薬

Chlordiazepoxide や diazepam に代表される benzodiazepine 系抗不安薬は，従来から不安神経症をはじめ神経症一般に広く用いられてきた。しかし，パニック障害が概念化されて以来，パニック発作そのものを block する効果はないと考えられてきた[18]。これらは予期不安や全般性不安に有効とされた。しかし 1981 年 alprazolam が市販されて以来，Sheehan らによってこれが抗パニック効果をもつことが示唆され，次いで二重盲検等によってそれが確かめられた (Chouinard ら[7], Sheehan ら[8])。Alprazolam は抗うつ作用ももつと言われており，それが抗パニック効果と関係があるのではないかとも考えられている。しかし抗うつ作用はないが，alprazolam と同じ高力価（high potency）benzodiazepine に属する clonazepam や lorazepam についても抗パニック効果があることが報告されており（Rickels ら[10]），一概に抗うつ作用によるとも言えない。

（1）**Sheehan の alprazolam 療法**

Sheehan[19] の推奨する alprazolam（ソラナックス，コンスタン）によるパニッ

ク障害の薬物療法は以下のようなものである。

① Alprazolam 0.5 mg を 1 日 3 回食後服用から投与を開始する。Alprazolam の半減期は約 12 時間と短いので 1 日 3 回服用する。また食後に服用することによって吸収が遅くなり，効果が幾分でも延長でき，急激な副作用（眠気）の発現が防止できる。

② 2 日に 0.5〜1 mg の割合で増量し，十分な効果が得られるか，あるいは副作用が出たらそこで一旦維持する。最適量に達する前に 2〜3 回このようなことがあるかもしれない。

③ 1 回 2 mg 1 日 3 回まできたら，それ以上ふやす分は就眠前かあるいは最後の服用から 4〜6 時間後とする。服用後短時間（例えば 3 時間）で症状が出ると訴えるような場合は，より半減期の長い clonazepam に切り替えてもよい。

④ 予期されないパニック発作が完全に抑制され，その他の不安も制御できる程度に減少したら，そこで適量とする。恐怖症に伴う予期不安の除去には exposure 等によるより長期の治療が必要な場合が多い。

⑤ 十分な治療効果が得られたら 6〜12 ヵ月間治療を続け，それからゆっくり減量していく。週に 0.5 mg 以下の減量が望ましく，最高でも 3 日で 1 mg を越えないようにする。Alprazolam は他の benzodiazepine と同様に，抗痙攣薬の一種でもあるからである。特に外科手術などの際には，前夜まで服用させ，体の状態が許す限り 24 時間以内に服用を再開させるなどの注意を要する。

わが国では alprazolam は 0.4 mg および 0.8 mg 含有の錠剤として発売されている。上記の 0.5 mg を 0.4 mg に読替えて用いればよいであろう。また，Sheehan は alprazolam の抗パニック効果の現れる至適用量を 6 mg/日（場合によっては 10 mg/日）としているが，わが国において許可された最高用量はわずか 2.4 mg/日である。現状ではこれ以上投与が必要と考えられる場合は，他剤との併用を考えるほかはない。

前述の Gorman[13] は，imipramine や phenelzine 療法と比べて alprazolam 療法の利点として，①第 1 週目から効果が現れる（他剤では 3〜4 週未満に効果が現れることはまれ），②副作用が少ない（心臓循環系や抗コリン性の副作用が少な

く，自殺目的での使用の危険性が低く，食事制限も不要)，③パニック発作のみならず予期不安にも有効，をあげている．そして，心臓循環系の疾患があったり抗コリン剤の投与が適さぬ場合に，抗うつ薬に代わって alprazolam を用いるか，パニック発作が激しく，速効性のある治療が必要と判断された場合に，治療開始後1～2週間 imipramine と併用して用いる（その後4日に0.5 mg ずつ漸減しつつ中止する）べきだとしている．

（2）その他の抗不安薬

Alprazolam 以外では，やはり同じ高力価 benzodiazepine に属する clonazepam（リボトリール，ランドセン）や lorazepam（ワイパックス）が抗パニック効果があり，有効と報告されている．Etizolam（デパス）も alprazolam との二重盲検で同程度に有効との報告がある（Meco ら[20])。低力価 benzodiazepine である chlordiazepoxide, diazepam, clorazepate などは，パニック発作に対しては効果がないとされてきた．しかしわれわれ[14]の経験では後述のように，alprazolam 以外の benzodiazepine 系抗不安薬の多くが，予期不安や全般性不安のみならずパニック発作に対しても有効との印象を得ている（救急外来等を訪れる急性不安状態の患者に diazepam の筋静注がしばしば行われ，一定の効果をもつことは周知の事実である）．われわれの結果は厳密な評価によるものではないが，Noyes ら[21]や Dunner ら[22]も二重盲検で diazepam がパニック発作に有効との結果を報告しており，われわれの印象の正しさを裏付けていると考えられる．これについて Woods ら[23]は，benzodiazepine の抗パニック効果が見逃されてきた理由の一つとして，多くの臨床家が投与する diazepam の量がパニック発作を block するには不十分なこと（Dunner らによれば alprazolam 4 mg に対して diazepam は 44 mg 必要），患者に薬をなるべくのまないか，のむにしてもできるだけ少なくするよう指示していることがあげられると述べている．確かにうなづける指摘である．

（3）抗不安薬が有効な理由
a．Benzodiazepine の作用機序

脳内には benzodiazepine 系薬物が特異的に結合する部位のあることがわかっ

ており，benzodiazepine 受容体と呼ばれている。これは抑制性神経伝達物質である GABA の受容体と複合体を作っており，且つ機能的にも共軛関係にあって，シナプス後膜上で Cl^- チャンネルを形成していると考えられている。この benzodiazepine 受容体に薬物が作用し活性化されると，GABA 受容体も活性化され，Cl^- チャンネルが開いて Cl^- が細胞内に流入し，過分極を起こし神経細胞の興奮が抑制される。Benzodiazepine 系抗不安薬は，このように GABA 系抑制神経の活動を増強することによって抗不安作用を現すと考えられている。作用部位としては主として海馬，扁桃核などの大脳辺縁系および視床下部があげられているが，benzodiazepine 受容体は大脳皮質，線状体および小脳に多く分布していると言われている。

以上は benzodiazepine 系薬物全体に共通する作用であるが，その一種である alprazolam が panic anxiety に特に有効とされるのは何故であろうか。Alprazolam は clonazepam などとともに benzodiazepine 受容体への親和性が強いことがまずあげられる。また，三環系抗うつ薬に劣らぬ抗うつ作用をもつところから，抗うつ薬の場合と同様に，ノルアドレナリン神経の抑制によって抗パニック効果を現すことも考えられる。例えば Charney ら[39]はパニック障害の患者に 8～12 週間 alprazolam を投与することにより，血中の MHPG(ノルアドレナリンの代謝産物)が低下し，yohimbine による不安や MHPG の上昇が抑えられることを確かめ，alprazolam の抗パニック効果は benzodiazepine 一般の作用に加えて，シナプス前ノルアドレナリン神経の活動を低下させる作用によるのではないかとしている。

久留米大学の田中ら[24,25]はストレスによる不安発現の神経化学的機序としてノルアドレナリン仮説を重視し，benzodiazepine 投与による上記の GABA/benzodiazepine 受容体 Cl^- チャンネル複合体の抑制作用の向かう先はこのノルアドレナリン神経系であるとしている。そしてその脳内作用部位としては青斑核の他に視床下部，特に扁桃核が重要としている。

b．Buspirone とセロトニン仮説

わが国では未発売だが非 benzodiazepine 系抗不安薬である buspirone (わが国の tandospirone (セディール) はほぼこれに該当) は，セロトニン (5-HT) の自己受容体である $5\text{-}HT_{1A}$ アゴニストとして働き，セロトニン系神経の活動を低下

させることによって抗不安作用を現すと言われている。Benzodiazepine に比べ効果発現が遅いが副作用は少ないと言われるが，パニック障害に対する効果は未だ定かでない[26,27]。Benzodiazepine も先に述べた GABA/benzodiazepine 受容体 Cl^- チャンネル複合体を介してセロトニン系にも作用し，その活動を低下させて抗不安作用を現すと言われており，セロトニン仮説も不安の神経化学的機序として有力な仮説として注目されている。パニック障害ではセロトニン神経系の活動性の亢進あるいはセロトニン受容体感受性の亢進があるとする説もある（異論もある）。またその脳内部位として青斑核，扁桃体，海馬などへ抑制性神経を出している中脳の縫線核のセロトニン神経を重視する説がある[25,26,28]。

片岡[29]によれば，一般に 5-HT 神経活性の亢進を来す薬物は不安を惹起し，5-HT 神経活性を阻害する薬物は抗不安作用を発現する。5-HT 受容体を非選択的に遮断する薬物は抗不安作用を発現するが，サブタイプに注目すると，$5\text{-}HT_1$ 受容体遮断薬は不安を発現し，$5\text{-}HT_2$ および $5\text{-}HT_3$ 受容体遮断薬は不安を軽減する。また $5\text{-}HT_{1A}$ 受容体作用薬は抗不安作用を発現するが，$5\text{-}HT_{1B}$ 受容体作用薬は不安を誘引する。以上のように要約できると言う。Benzodiazepine は 5-HT の代謝回転を低下させることによって，buspirone は $5\text{-}HT_{1A}$ 受容体作用薬として抗不安作用を発現すると考えられるが，buspirone にはドーパミン神経に対する作用もあると言われている。不安の発現機序や薬物の作用機序は単一の機制では到底説明できるものではない。

4. β-ブロッカー，クロニジン

塩酸 propranolol（インデラル）などの β-ブロッカーが，末梢におけるアドレナリン作用を遮断して，不安に伴う自律神経性身体症状に有効なことは容易に予想される。また James-Lange 説によれば，末梢における身体症状を緩和することによって精神的不安感の軽快も期待できる。Kathol ら[30]は 1980 年，対照試験によって propranolol が慢性の不安障害の患者の身体症状にも精神症状にも有効との結果を得た。しかし同じグループの Noyes ら[21]は 1984 年，パニック障害の患者に対する diazepam との比較試験の結果，パニック発作には無効と結論してい

る(彼らは diazepam がパニック発作と恐怖症に有効との結果を得ている)。現在のところ,パニック障害の治療における β-ブロッカーの有用性は,頻脈やふるえなどせいぜい末梢性の交感神経症状の抑制を目的とした補助的なものとするのが大方の意見である(Rickels ら[10])。なお Gorman[13] は,僧帽弁逸脱症を合併するパニック障害の患者には頻脈等の訴えが多く,それは血漿中ノルアドレナリン・レベルが高く,且つそれが imipramine の投与によって一層高められている可能性があるので, β-ブロッカーを併用するのがよいと述べている。

　塩酸 clonidine(カタプレス)は,中枢および末梢においてノルアドレナリン作用を抑制することによって降圧作用とともに抗不安作用を現すと考えられる。Hoehn-Saric ら[31]は 1981 年,パニック障害と全般性不安障害の患者に clonidine を投与し,placebo に比し有意で両者に同程度の効果を認め,パニック発作と不安の精神症状に有効と報告した。しかし 17%の患者では症状の悪化(緊張,不穏,イライラなど)が認められた。血圧低下などの副作用を考えると本剤の適用はごく限られた難治例などに限定されると言う(Rickels ら[10])。

5. 選択的セロトニン再取り込み阻害薬(SSRI)

　SSRI(selective serotonin reuptake inhibitor)は,神経終末においてセロトニンの再取り込みを阻害することによって,シナプス間隙におけるセロトニンの量をふやし,セロトニン神経の伝達を促進して抗うつ効果を発揮する新しいタイプの抗うつ薬で,うつ病のみならずパニック障害にも有効と言われている。1988 年,米国で発売され一躍有名になった"Prozac"は,SSRI の一種の fluoxetine で,その他に sertraline, paroxetine, fluvoxamine などがある。わが国でも 1999 年に fluvoxamine(デプロメール,ルボックス)が発売された。

　SSRI の特徴は,三環系抗うつ薬(TCA)に比べ,効果は同程度だが副作用が少なく,安全性が高いことである。特に抗コリン性副作用が少ないため,前立腺肥大症や緑内障のある患者にも使えること,心臓血管系への影響もほとんどないため,自殺目的などで過量服薬しても死ぬことがないことなどのため,有用性が高く,欧米では TCA にとってかわりつつあるとも言われている。ただし効果発現が

遅い点は TCA と同じで，やはり治療初期には benzodiazepine の併用を考える必要がある。

副作用としては，悪心，嘔吐，食欲不振，下痢などの消化器症状や，不眠，性機能障害（射精遅延とオルガスム消失）などが知られている。投与初期に一過性の不安の増大（パニック発作が誘発されることもある）や jitteriness が見られることがあり，また突然中止すると退薬症状が出ることもあるので，やはり漸増漸減が必要である。その他，MAOI やリチウムとの併用でセロトニン症候群（錯乱，ミオクローヌス，振戦，発熱，発汗，深部腱反射亢進，協調運動障害など）の起こることがあると言われている[44)]。

SSRI のパニック障害に対する効果は TCA とほぼ同じで，パニック発作に対して有効で，予期不安や広場恐怖などその他の不安症状にも効果がある。合併した抑うつ症状に有効なことは言うまでもない。またどの SSRI もパニック障害に対して有効と報告されており，Sheehan[45)]はこれまでのデータを総合すると，SSRIは現時点でパニック障害治療薬として最も有効性が高く，first choice の薬物であると述べている。また SSRI は強迫性障害，神経性大食症にも有効であることが確かめられており，従来から難治とされるこれらの疾患に対する SSRI を用いた薬物療法への期待が高まってきている。

6．薬物療法アルゴリズム

SSRI の登場でパニック障害の薬物療法の選択肢が広がったが，かえって選択に迷う場合も出てくる。そこで経験や勘によらず，evidence にもとづいた合理的な薬物選択を行うための手順を示したアルゴリズムが提案されている。図8は国際精神薬理アルゴリズム計画（IPAP）により，Jobson ら[46)]によって作成された「広場恐怖を伴うパニック障害」の薬物療法アルゴリズムである。

これによると，PD with agoraphobia（comorbidity なし）に対して，first choiceの薬物は，SSRI，TCA（三環系抗うつ薬），HPB（high potency benzodiazepine 高力価ベンゾジアゼピン）の三者で，この中からどれかを選ぶ。著者らは SSRI を first choice としたいところだが，二重盲検で同等の有効性が示されているので，

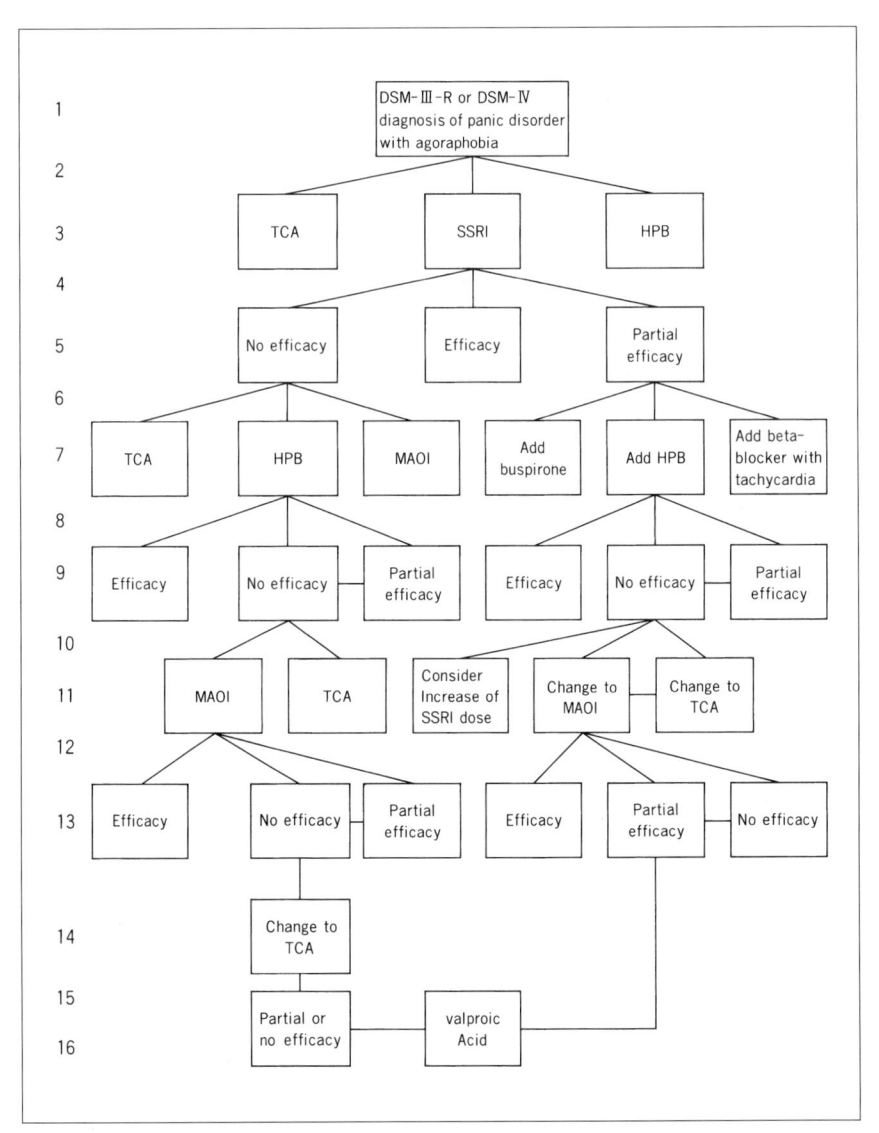

図 8. 広場恐怖を伴うパニック障害の薬物療法アルゴリズム

(HPB=high-potency benzodiazepine; MAOI=monoamine oxidase inhibitor; SSRI=selective serotonin reuptake inhibitor; TCA=tricyclic antidepressant).
(Jobson KO: Algorithm for the treatment of panic disorder with agoraphobia. Psychopharmacology Bulletin 31: 483-485, 1995 による)

TCAとHPBも同列に並べたと述べている。SSRIを用いた場合を例にとると，有効なら（60％は低用量からゆっくり増量する方法でうまく治療できると言う）そのまま続けるし，無効の場合は，TCA，HPB，あるいはMAOIに切り替える。部分的に有効な場合は，buspironeあるいはHPBを加えてみる。頻脈がある場合はβ-blockerを加えてみるなどの方法をとる。さらにその先有効な場合，無効な場合，部分的に有効な場合とアルゴリズムは続く。最後にはバルプロ酸の使用も選択肢に入っているが，中心になる薬物はあくまでも上記の三者で，これらを順次取り替えたり，追加併用したりするのが基本になっている。

　わが国ではMAOIもbuspirone（tandospironeセディールがこれに似る）も発売されていないので，これをそのまま適用することはできないが，このようにして進めていく薬物療法の手順は参考になると思われる。

7．抗うつ薬と抗不安薬の特徴の比較―自験例から

　われわれ[14]も近年以上のような知見をもとに，パニック障害の薬物療法の際にできるだけ抗うつ薬をとりいれるようにして治療を行ってきた。実際に抗うつ薬および抗不安薬を用いた場合の治療効果にどのような違いがあるのか，自験例のうち薬物投与後4週間以上経過を観察し得て治療効果が判定できたと考えられる60例について結果を整理してみた。但しこれは一般的な診療場面での治療経験をretrospectiveに評価しまとめたものであり，方法論的な厳密さに欠けるものであることをお断りしておかなければならない。結果を要約すると以下の通りである。（表11参照）
　（1）パニック発作を含むパニック障害の症状全体に対しては，抗うつ薬（大部分がimipramine），抗不安薬（alprazolamほか）ともにほぼ同程度に有効である（やや有効以上で約75％の有効率）。
　（2）パニック発作のみに対する効果をみると，抗うつ薬は著効が多いかわりに悪化（主として副作用による）も多い。抗不安薬は著効は少なく有効程度のものが多いが，無効や悪化はほとんどない。
　（3）予期不安や全般性不安には抗不安薬が速効的で且つ有効だが，依存傾向を

表 11. パニック障害に対する抗うつ薬と抗不安薬の比較

	抗うつ薬	抗不安薬
症状全体に対する効果	75％弱	75％強
効果の出やすい症状	パニック発作	予期不安，全般性不安，広場恐怖など
著効および無効，悪化	時に著効を呈するが悪化も多い	どちらも少ない
副作用	抗コリン性副作用 特に投与初期に多い	少ない 但し離脱症状あり
依存性	ほとんどなし	かなり多い
その他の長所，短所	効果発現が遅い 抑うつを伴うものにはかえって効果が乏しい	速効性 中止がむずかしい

生じ易く，減量または中止できぬ場合がしばしば見られる。

(4) 上記の特徴はわれわれの第III型に最もよくあてはまり,抑うつのない症例にも抗うつ薬が有効である。抑うつを伴う第IV型（特にIV-1）には，抗うつ薬を用いてもなお効果は不十分である。抑うつのないパニック障害の方が抑うつのあるパニック障害よりも抗うつ薬がよく効くというのは一見矛盾するようだが，抑うつを伴ってくるものはもともと難治例・遷延例が多いためではないかとも考えられる。

(5) 総じて抗うつ薬と抗不安薬とのいろいろな形での併用が,最も効果が確実である。但し第II型には抗うつ薬の単味での治療も可能と思われる。

以上われわれの結果もほぼ Klein, Sheehan らの主張を支持するものであったと言えよう。但しパニック発作のみならず随伴症状にも注目し，抗うつ薬と抗不安薬の併用を軸に薬物療法を組み立てることは，われわれの臨床経験から得られた一つの教訓であった。

8．われわれの推奨する標準的な治療法

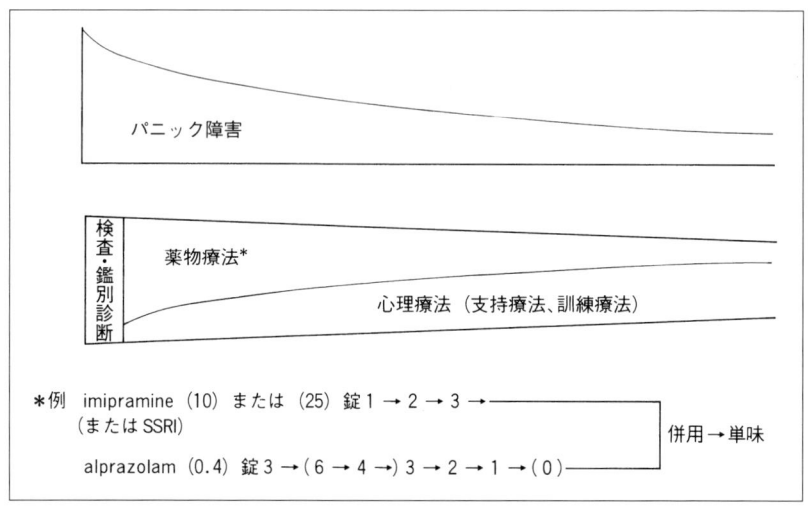

　図9はこれまで述べてきたところを総合して，パニック障害治療の定式化として図示してみたものである。即ち，発症当初は当然のことながらまず種々の内科的検査と鑑別診断に重点を置く。このことは診断のみならず治療のうえからも重要で，検査結果の説明や事後の指導のしかたが不安状態にある患者に与える暗示的効果は大きい。次にパニック障害と診断できたら直ちに薬物療法を開始する。抗うつ薬を imipramine，抗不安薬を alprazolam に例をとると，imipramine 10 mg，alprazolam 1.2 mg 程度の併用から開始し，パニック発作が消失するまで imipramine を増量していく。30〜50 mg 程度で有効な場合が多い。Alprazolam は即効的に不安を軽減してくれるが，依存や離脱症状もあるので，1.2〜2.4 mg 程度使用して十分な効果が得られたらしだいに減量していき，なるべく imipramine 単味の維持療法に切り替えていく。Imipramine が無効であったり副作用で使えない場合は，他の抗うつ薬に切り替えてみるか，抗不安薬のみによる治

図 9．パニック障害の治療

療もやむをえない。抗不安薬はわれわれの経験では，alprazolam に限らずどの benzodiazepine も有効（パニック発作に対しても）な可能性がある。動悸や頻脈の強い場合に β-blocker（propranolol や pindolol）を用いて有効な場合もある。薬物療法のみならず精神療法ももちろん必要だが，通常は簡単な支持療法で十分である。しかしパニック発作が軽快したのに agoraphobia がいつまでも続く場合は，graded exposure 等の訓練（行動療法）が必要であり，しだいにその比重を高めて行く。

なおその後のわれわれの経験からつけ加えると，広場恐怖を伴う症例では，imipramine にかえて clomipramine を，100〜225 mg など比較的大量に用いると広場恐怖にも有効な場合がある。パニック発作のみならず広場恐怖に対しても，耐薬性のある患者では，抗うつ薬を十分量まで増量してみる価値がある。また SSRI の登場後は，imipramine, clomipramine にかえて，まず SSRI を最初に試みてみる。

症状が軽い場合は，抗不安薬のみで有効な患者も多い。この場合，alprazolam でパニック発作が軽快したら，clonazepam, ethyl loflazepate など，より半減期の長い抗不安薬に切り替えて，これらを定時薬とし，alprazolam を不安時頓用薬としていく。これによって抗不安薬からの離脱をはかり（血中半減期の長いものの方が中止しやすいので），心理療法中心に切り替えていくのである。

9．長期薬物療法について

パニック障害は慢性・難治化することが少なくないことは前章で見た通りである。薬物療法が有効であってもそれをいつまで継続すべきか，減量や中止の目安は何か，依存や離脱症状の問題をどうクリアするか等，長期的な見通しをもつことも重要である。個々の事例によって患者側・治療者側の条件や事情が異なり，一概に言えないと思われるが，米国の Ballenger[40] は目標とする治療効果を目安にいくつかの段階に分けた表12のような長期薬物療法のモデルを提出している。

Ballenger のモデルは治療薬として imipramine, alprazolam を想定したものであるが，各段階にかなり時間をかけ，特に減量・中止はゆっくり慎重に進める

表 12. パニック障害の治療の段階

	急性期	安定化・継続期	維持療法期	薬物中止期
時期	1～3ヵ月目	2～6ヵ月目	3～12ヵ月目	8～12ヵ月目
投与量	症状消退まで耐えられる限度までの増量	効果を最大にし副作用が最小になるよう投与量を調整し維持	減量	時間をかけて減量
目標とする治療効果	症状の著明改善	急性期の効果を増強，特に広場恐怖に対して	改善を維持，正常な生活状態の回復	投薬なしで無症状を維持

(Ballenger JC, 1991[40])

　よう求めていることがわかる．ちなみに維持療法期の用量は，imipramine 100 mg 程度，alprazolam の場合は 2～3 mg から 1.5～2.5 mg まで減量し維持すると述べている．そして，薬物を中止する際には漸減(tapering)が鉄則であり，特に alprazolam は時間をかけて 4～7 日に 0.25 mg ずつ減量し，1.5 mg/日まで減ったらさらに 3～6 ヵ月かけて中止するとしている．

　薬物特に benzodiazepine の依存や難脱症状の危険が指摘され，長期漫然投与がいましめられていることは，医師のみならず患者もよく知っている．症状制御のためには十分な量の薬物を，十分な期間使用しなければならないが，必ず精神療法や行動療法を併用して薬物のみに頼らぬようにし，一旦目標を達成したら患者との共同作業で時間をかけて薬物からの離脱をはかるようにすべきであろう．さいわいパニック障害の患者の大部分は，薬物や治療方針についての十分な説明さえ与えられれば，このような共同作業に十分適応できる健全な人格の持ち主である．アルコールや薬物乱用（健康食品依存も含む）に陥るケースは，不安が残存し，正しい診断や治療が実施されていないためである例が多いように思われる．

10. 精神療法および行動療法

　パニック障害の治療の主役が薬物療法であるからと言って，精神療法の必要性がなくなるものでないことは言うまでもない。診断名は変わっても，患者は依然として従来から不安神経症として扱われてきた病態を示している患者であり，このような患者に対する一般的な精神療法―支持的精神療法―は依然として不可欠である。またこのような一般的な精神療法だけでなく，パニック発作に対する対処法や広場恐怖に対する訓練法等，目標をしぼった特殊な心理的治療法も工夫され試みられている。薬物療法と精神療法が車の両輪であることは，パニック障害の治療においても変らぬ原則である。

(1) パニック障害に対する一般的な精神療法
　パニック障害の基本症状であるパニック発作の不安は，未知の生物学的原因によってspontaneousに生じ，心因によるものでないとすれば，心因の探究とその解決を目的とするような原因療法としての精神療法（洞察療法など）は必要ではない理屈である。ここで言う精神療法の目的は，根本的原因はともかく，現に起きている症状による苦痛をやわらげ，患者を心理面から支えることをめざす，いわば対症療法的な精神療法である。もともと不安神経症は神経症の原型的なもので，人格のゆがみや心理的加工が少なく，一般的な支持的精神療法で十分な場合が多いと言われている(竹内[32])。この原則論はここでもそのままあてはまると思われる。

　しかしパニック障害が経過とともに「神経症化」して，予期不安や全般性不安，恐怖症などが加わるとともに，パニック発作がしばしば状況誘因性に起こる場合もあり，また慢性の恐怖症や心気症では性格要因の関与も少なくない場合がある。そのような場合は，ある程度の洞察の獲得をめざした積極的な精神療法が必要になってくるであろう。またパニック障害そのものの症状は軽快したにもかかわらず，恐怖症性の回避行動（外出恐怖，乗り物恐怖など）が習慣化してなかなかとれない場合は，一種の訓練としての行動療法が必要になってくる。Exposure (Marks) と呼ばれるのがそれである。しかし一般的には，基本症状の治療は薬

物療法によって行い，精神面の支えとして支持的精神療法を加えることで十分な場合が多いと思われる。

(2) 支持的精神療法の要諦

パニック障害の治療で，薬物療法に加えて支持的精神療法を行う場合に，心得べきと思われる要点をあげると以下の通りである。

a．患者の訴えをよく聞き，十分受け入れる

特に初診時には大切である。多くの患者は自覚症状に見合う身体的な異常所見がないからと言って，「何ともない」でかたづけられてしまうことを恐れている。パニック障害のことを念頭に置いた適切な質問をまじえながら，訴えをよく聞き，十分受け入れることによって，患者は理解されたと感じ，それだけでかなり安心するものである。

b．パニック障害の症状，原因，治療法および今後の見通しなどについての適切な説明と保証

これも治療初期に特に重要である。わけのわからぬ不安は耐えがたいが，正体がわかっていればずっと耐えやすい。科学的根拠に基づいた適切な説明を行い，無用な不安を除き，保証を与え，治療意欲を高めるようにする。簡単なパンフレット*のようなものを作っておくのもよい。理解の乏しい家族への教育に用いることもできる。「発作のときは死んでしまうのではないか，気が狂ってしまうのではないかなどと思うものだが，決してそのようなことはない」ことを説明し，保証を与える。また本障害の原因は不明だが，必ずしも本人の気の持ちようや性格によるものではないと説明し，無益な心因の詮索や責任追求を防ぐ。

c．薬物療法とその副作用についての十分な指示と説明

治療の基本である薬物の特徴，効果，服用法について具体的に説明・指示し，副作用についても予備知識を与えておく。不安状態にある患者は薬の副作用に敏感で不安を抱きやすい。家族や知人あるいは書物等からの善意だが多くの場合有害な忠告が，一層それをかきたてる。主治医がそういうことを知っていて指示を

＊注：巻末にわれわれのところで使用している患者教育用のパンフレットを例示した。臨床の場で活用されることを希望する。

出していることを伝えることが，患者を安心させるコツである。疑問が生じたらいつでも尋ねるように言っておけば，質問攻めにあうことはない。

d．不安への対処法，患者自身の努力の強化

不安の発作が起こった時の対処法を教示しておく。著者は安永[33]の例を引いて，「不安が起こったら，その都度やり過ごすようにすれば，そのうち通り過ぎて行ってしまう」と教えるようにしているが，有効な場合が多い。予め頓服薬を投与しておき，発作時に内服させることもよく行われるが，医師への信頼感と患者の被暗示性に基づくplacebo効果が大きい。依存性を高める危険性があるので濫用しない方がよい。不安に負けてつい薬に頼ったり，外出を避けたくなる気持ちを受容したうえで，自助努力を促し，賞賛する。

e．ストレス解消法

一般的なストレス解消法の実行は精神衛生の向上に有効であり，パニック障害の経過にももちろん好影響を与える。リズミカルな生活を旨とし特に十分な睡眠をこころがける。適度の運動と入浴は大変良い。女性では社交やショッピングが欠かせない。アルコールは適量を越えぬよう特に注意する。症状のためこれらが実行できぬときはできる範囲内でやればよく，何か可能になることを治療目標の一つにする。何よりも患者自身が治療の主人公である意識を高める意義が大きい。

（3）イクスポージャー法

Marksら[34]がMaudsley病院で実施している行動療法（彼らは行動精神療法と呼ぶ）である。種々の恐怖症に対する不安軽減法として用いられる主要な行動技法であるが，パニック障害による広場恐怖の治療法として高い評価を得ている。Exposure（イクスポージャー）とは，患者が不安のために恐れ避けている場面や状況に敢えて暴露する（expose）ことによって，その不合理性に気づかせ，慣らし，克服させようとする方法である。普通は段階的（graded）exposureと言って，容易な段階からしだいに程度を上げて行き，最終的にはそれまで強く避けていた場面・状況にも恐れることなく入って行けるようにもって行く。フラッディング（flooding），インプロージョン（implosion）もほぼ同じである。古くからある系統的脱感作法は，筋弛緩で不安に対して逆制止をかけておいて想像中でexposureを行う方法であるが，Marksらが推奨するのは現実場面でのexposure（liveある

いは in vivo と呼ぶ) である。

具体的な方法は Marks 著「行動精神療法」(竹内，他訳[34])を参照していただきたいが，要点を述べると以下の如くである。

 ① スクリーニング面接をして患者が適応かどうかを判定する。治療の対象になる問題は観察可能な行動，つまり定義・測定・評価のできるまとまった行動である。特別な禁忌症等がないかどうかの他に，治療対象とする問題，適用する治療技法および治療目標などについて，患者と治療者との間で完全な合意が成立することが治療開始の条件となる。

 ② ベースラインの測定。問題および標的行動，仕事・家事・個人的および社会的余暇活動，恐怖症状質問紙，社会的状況質問紙など（上記訳書参照）に記入する。治療戦略および理論について患者によく説明し理解を得させる。

 ③ 治療セッション。例えば広場恐怖の患者に graded exposure を実施する場合，クリニックにおけるガイダンスやリハーサルに加えて，実際に治療者が同行して商店街やデパートに行き，そこで単独行動をとらせる。またホームワークを課し，時間や場所を指定して買物に行かせる。これらは必ず記録をとり，測定・評価（モニタリング）を繰り返す。電話でのチェックや指示も行う。配偶者にも治療の一端を担うよう協力を求める。

 ④ フォローアップ面接。十分な改善が得られたら治療セッションを終了し，改善を維持するためのホームワークを設定し，1ヵ月後，3ヵ月後，6ヵ月後などにフォローアップ面接を行って経過を観察する。必要な場合はブースター・セッションを追加して症状の再燃に対処する。

以上が Marks らのオーソドックスな方法である。かなりの人手と時間を要し，現実 exposure の実施には助手が必要であろう。患者の方にも強い意志と根気強さが求められる。われわれもこの通りには実行できないので，その応用として，実行可能な部分を支持的精神療法の中に取り入れて行うようにしている。ともすれば依存的になりやすいパニック障害の治療において，患者自身の自助努力を最大限に要請するこの方法は，患者の治療への主体的関与を可能にする点で大きな意義があるとともに，薬物療法終了後の維持療法としても極めて有用な方法と思

われる。

わが国の森田療法で「症状をあるがままに受入れ，なすべきことをなせ」と教える指導も，exposure 法と似た側面がある。高橋[35]によると，森田の「発作性神経症」はパニック障害に該当すると見られるが，森田はそのある患者に対して，「敢えて発作の起きやすい状況をつくり，自ら発作を起こすようにし，その経過を詳しく観察せよ」と命じて治療に成功した例を記載していると言う。このような説得療法は高橋によれば，本障害で生じている生体システムの悪循環と，「逃れようとすれば，ますますそれにとらわれる」という自家撞着を断ち切るきっかけになったのであり，江戸時代の文献にも同様の事例の記載があると言う（119 頁参照）。むやみに真似のできる方法ではないが，症例によっては試みてみる価値があると思われる。なおこの説得療法は Frankl の逆説指向（paradoxical intention）と全く同じである。

（4）その他の心理学的治療法

英国の Gelder[36] はパニック障害の心理療法を
① 弛緩訓練
② exposure
③ 力動的心理療法
④ 認知療法

の四つに分類して述べている。①の弛緩訓練は，不安のレベルを下げ，パニックにまでエスカレートしないようコントロールする方法である。古典的な Jacobson の漸進的筋弛緩法や Schultz の自律訓練法の他に，腹式呼吸を再訓練する方法や，前頭筋の筋電図バイオフィードバックを組み合わせる方法が有効と Gorman は述べている。②の exposure 法は前述の通りだが，Gelder は exposure は主として恐怖症性回避に対する治療法であり，パニック発作に対する効果は不十分としている。③の力動的心理療法については評価がなされていないが，臨床的経験からは特に有効とは思われないと言う。Gelder は④の認知療法が最も有効と結論している。パニック障害の患者の多くは，例えば動悸を心臓発作の前兆だと信じているが，そのため動悸が不安を呼び起こし，その不安がまた動悸を一層強めるといった悪循環に陥っている。認知療法は，そのような身体感覚の結末についての認知

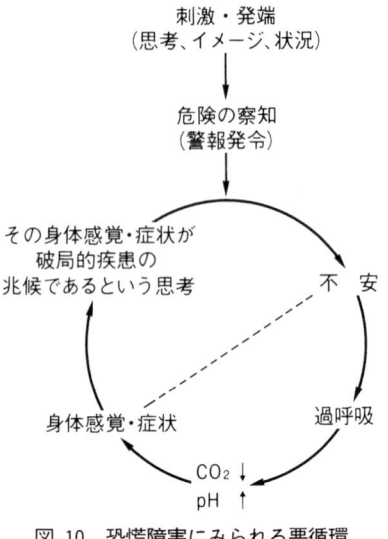

図 10. 恐慌障害にみられる悪循環
（大野，1989[37]）

を直接的に変えようとする方法である．これによってパニック発作も消失し，薬物療法に匹敵する効果が見られるが，治療者時間（治療者の延べ数×時間）がかかるのが欠点と言う．

大野[37]は，パニック障害の患者はあたかも「幽霊の正体見たり枯尾花」のような心理状態になっていると言う．即ち，些細な刺激や発端によって生じた軽度の身体的変化という「枯尾花」を，心臓発作，窒息死，脳梗塞，意識消失，精神錯乱などといった「幽霊」ととっさに思いこんでしまい，さらに不安・緊張が強まり，より強く身体症状に反応するという悪循環に陥ってしまう（図10参照）．認知療法ではこの悪循環を断ち切るために，「あっ，幽霊だ（あっ，もう駄目だ）」という瞬間的反応を，「ちょっと待てよ……なんだ枯草か」という情報処理過程に変化させていくのだと言う．具体的には上記のような症状発生のしくみについて説明し，それへの対処法を教え，自助努力を促すことを基本とし，治療場面でのリハーサル，宿題を出し日記をつけさせるといった行動療法的技法が多く採り入れられている．また田代[38]も身体感覚を内的手掛かりとして自動性不安が生じ，過呼吸悪循環からパニック状態を来すという認知心理学的モデルを提出している．

著者らはいずれの方法も専門とする立場はとらないが，支持的精神療法の中で応用できるものは適宜取り入れて治療を進めている。予期不安や軽いパニック発作への対処法として，「やり過ごす」という心構えのほかに呼吸法（肩の力を抜き自然に息を吸って，ハッハッハーッとゆっくり3回に分けて吐く）を教えて有効な場合を経験している。自律訓練は普段からの神経のリラックス法として勧めることが多いが，なかなかその基本である「受動的注意集中」の会得がむずかしい場合が多いようである。認知理論は症状発生のしくみや陥りやすい悪循環について患者に説明する場合や，それへの対処法を教え自助努力を促す手段として，行動療法の諸技法とともに支持療法のわく組の中でも応用できる部分が多いと思われる。

認知行動療法

認知療法と行動療法は共通点が多く，最近ではひとまとめにして認知行動療法（cognitive behavioral therapy：CBT）と呼ばれる[47]。CBT は，欧米（特に米国）ではかつての精神分析にかわって心理療法の中心的な位置を占めつつあり，1998年に発表された米国精神医学会のパニック障害治療ためのガイドライン[48]でも，心理社会的治療法のトップに掲げられている。それによると，パニック障害の症状消失をめざす CBT は，次の5つの要素から成る。

1）心理教育
2）継続的症状モニタリング
3）呼吸訓練
4）認知の再構成
5）暴露療法

心理教育（psychoeducation）とは，パニック障害の症状とその発症の仕組み，治療法の概要などについて患者に説明し教育することで，時には過呼吸などによって実際に発作を誘発させ，内受容器性 cue の役割を実感させるなどの方法も行われる。

継続的パニック症状モニタリング（continuous panic monitoring）とは，パニッ

ク日誌などをつけさせることによって，症状の内容や頻度を記録するとともに，内外の刺激と症状との関連を知るためのデータを集めるために行われる。

呼吸訓練（breathing retraining）では，不安のマネジメント技法としての腹式呼吸法を覚えさせる。

ついで認知の再構成（cognitive restructuring）を試みる。すなわち，身体感覚の過大評価や破局的思考などの認知のゆがみに気づかせ，「その証拠はあるのか」，「他の可能性はないか」などの質問形式でその再構成をはかる。

最後に実際の恐怖刺激に暴露し（exposure to fear cues），恐怖を感じなくなるところまで段階的に訓練していく。この部分は前述のMarksのイクスポージャー法と同じである。

CBTは12～15週間かけて行われ，完了したケースでは78％の有効率を示したとされるが，副作用や限界も指摘されている。恐怖刺激への暴露による初期不安の増大や，治療者への依存などが見られること，パニック障害関連症状に特化された治療法なので，それ以外の（今現在のストレスやcomorbidityに伴う）心理的問題の解決などにはあまり役立たないこと，CBTの要求について行けずにdropoutする患者も10～30％いることなどである。

米国などでは，CBTは心理療法家によって，医師による薬物療法とは独立に行われ，CBTと薬物療法との優劣や得失が議論される傾向がある。しかし両者を併用した統合的治療法の提案もあり，わが国での臨床の参考になると思われる。それによると，治療の初期には薬物を十分量用いて速やかな不安（特にspontaneous panic attack）の軽減をはかり，回復期には薬物をできるだけ減量ないし中止しつつ（少なくともas-neededな使用にまで減量し）CBTへ導入する。これによって，薬物や治療者に頼らず自力で不安（特にsituational panic attackおよびagoraphobia）に対処できる能力を得させ，再発防止につなげるというのが基本的な戦略になっている[49]。われわれの臨床実感とも一致し，首肯できる治療方針と言える（図9の行動療法はCBTと読み替えてよい）。

文　献

1) Klein DF, Fink M：Psychiatric reaction patterns to imipramine. Am J Psychiatry

119 : 432-438, 1962
2) Klein DF : Delineation of two drug-responsive anxiety syndromes. Psychopharmacologia 5 : 397-408, 1964
3) Pitts FN Jr, McClure JN : Lactate metabolism in anxiety neurosis. New Engl J Med 277 : 1329-1336, 1967
4) Kelly D, Guirguis W, Frommer E, et al : Tretment of phobic states with antidepressants : a retrospective syudy of 246 patients. Br J Psychiatry 116 : 387-398, 1970
5) Kelly D, Mitchell-Heggs N, Sherman D : Anxiety and effects of lactate assessed clinically. Br J Psychiatry 119 : 129-141, 1971
6) Sheehan DV, Ballenger J, Jacobsen G : Treatment of endogeneous anxiety with phobic, hysterical, and hypochondriacal symptoms. Arch Gen Psychiatry 37 : 51-59, 1980
7) Chouinard G, Annable L, Fontain R, et al : Alprazolam in the treatment of generalized anxiety and panic disorders : a double-blind pacebo-controlled study. Psychopharmacology 77 : 229-233, 1982
8) Sheehan DV, Coleman JH, Greenblatt DJ, et al : Some biochemical correlates of panic attacks with agoraphobia and their response to a new treatment. J Clin Psychopharmacol 4 : 66-75, 1984
9) Fontaine R, Chouinard G : Antipanic effect of clonazepam. Am J Psychiatry 141 : 149, 1984
10) Rickels K, Schweizer EE : Current pharmacotherapy of anxiety and panic, in Psychopharmacology. Edited by Meltzer HY. New York, Ravan Press, 1987
11) Marks IM, Gray S, Cohen D, et al : Imipramine and brief therapist-aided exposure in agoraphobia having self-exposure homework. Arch Gen Psychiatry 40 : 153-162, 1983
12) Marks IM, O'Sullivan G : Drugs and psychological treatments for agoraphobia/panic and obsessive-compulsive disorders : a review. Br J Psychiatry 153 : 650-658, 1988
13) Gorman JM : Panic disorder, in Anxiety. Edited by Klein DF. Basel, Karger, 1987
14) 竹内龍雄, 池田政俊, 林 竜介, 他 : Panic disorder の薬物療法の検討 : 抗うつ薬と抗不安薬療法の特徴を中心に. 心身医療 3 : 242-247, 1991
15) Thase M, Shipley JE : Tricyclic antidepressants, in Handbook of Anxiety Disorders. Edited by Last CG, Hersen M. New York, Pergamon Press, 1988
16) Redmond DE : New and old evidence for the involvement of a brain norepinephrine system in anxiety, in Phenomenology and treatment of anxiety. Edited by Fann WE, Karacan I, Porkorny AD, et al. New York, Spectrum Publication, 1979

17) Ballenger JC : Tward an integrated model of panic disorder. Amer J orthopsychiat 59 : 284-293, 1989
18) McNair DM, Kahn RJ : Imipramine compaired with a benzodiazepine for agoraphobia, in Anxiety : New Research and Changing Concepts. Edited by Klein DF, Rabkin JG. New York, Raven Press, 1981
19) Sheehan DV, Soto S : Recent developments in the treatment of panic disorder. Acta Psychiatr Scand 76 (suppl 335) : 75-83, 1987
20) Meco G, Capriani C, Bonifati U, et al : Etizolam : a new therapeutic possibility in the treatment of panic disorder. Adv Thera 6 : 196-206, 1989
21) Noyes R Jr, Anderson DJ, Clancy J, et al : Diazepam and propranolol in panic disorder and agoraphobia. Arch Gen Psychiatry 41 : 287-292, 1984
22) Dunner DL, Ishiki D, Avery DH, et al : Effect of alprazolam and diazepam on anxiety and panic attacks in panic disorder : a controlled study. J Clin Psychiatry 47 : 458-460, 1986
23) Woods SW, Charney DS : Benzodiazepines : a review of benzodiazepine treatment of anxiety disorders : pharmacology, efficacy, and implications for pathophysiology, in Handbook of Anxiety Disorders. Edited by Last CG, Hersen M. New York, Pergamon Press, 1988
24) 田中正敏, 井田能成, 津田 彰, 他：不安と脳内モノアミンニューロン. 神経精神薬理 10：645-666, 1988
25) 田中正敏：不安とノルアドレナリン, 不安の基礎と臨床. Proceedings of Upjohn synposium 1, 1990
26) 国元憲文, 小椋 力：精神神経科領域―最近の新薬. 臨床精神医学 19：159-166, 1990
27) 古川達雄：不安（特に panic disorder の視点を含む）の神経機構, 不安の基礎と臨床. Proceedings of Upjohn synposium 1, 1990
28) Norman TR, Burrows FK, McIntyre IM : Serotonin and panic disorders : a review of clinical studies. Int J Clin Pharm Res 9 : 151-157, 1989
29) 片岡泰文：不安とセロトニン. 不安の基礎と臨床. Proceedings of Upjohn synposium 1, 1990
30) Kathol RG, Noyes R Jr, Slymen DJ, et al : Propranolol in chronic anxiety disorders : a controlled study. Arch Gen Psychiatry 37 : 1361-1365, 1980
31) Hoehn-Saric R, MerchantAF, Keyser ML, et al : Effects of clonidine on anxiety disorders. Arch Gen Psychiatry 38 : 1278-1282, 1981
32) 竹内龍雄：不安神経症, 神経症の臨床. 東京, 新興医学出版社, 1983, pp 53-63
33) 安永 浩：不安反応(不安神経症). 井村恒郎, 懸田克躬, 加藤正明, 他編：神経症, 東京, 医学書院, 1967

34) Marks IM: Behavioural psychotherapy: Maudsley pocket book of clinical management. Bristol, Wright, 1986. (竹内龍雄, 他訳: 行動精神療法, 東京, 中央洋書出版部, 1988)
35) 高橋　徹: 説得療法によるパニック障害の治療の二つの古い報告についての私見. 精神保健研究 36: 3-10, 1990
36) Gelder MG: Psychological treatment of panic disorder. Journal of Psychiatric research 24 (suppl 1): 23-24, 1990
37) 大野　裕: 恐慌障害の認知療法. 精神科治療学 4: 33-41, 1989
38) 田代信維: 不安とパニックの薬物療法. 神経精神薬理 10: 591-607, 1988
39) Charney DS, Heninger GR: Noradrenergic function and the mechanism of action of antianxiety treatment I. The effect of long-term alprazolam treatment. Arch Gen Psychiatry 42: 458-467, 1985
40) Ballenger JC: Long-term pharmacologic treatment of panic of panic disorder. J Clin Psychiatry 52 [2, suppl]: 18-23, 1991 (田島　治, 上島国利抄訳: Panic Disorder―長期治療の戦略. 精神科治療学 6: 1009-1014, 1991)
41) Klerman GL: Overview of the Cross-National Collaborative Panic Study. Arch Gen Psychiatry 45: 407-412, 1988.
42) Cross-National Collaborative Panic Study, second phase investigators: Drug treatment of panic disorder. Comparative efficacy of alprazolam, imipramine, and placebo. Br J Psychiatry 160: 191-202, 1992
43) Ballenger JC: Long-term pharmacologic treatment of panic disorder. J Clin Psychiatry 52 [2, suppl]: 18-23, 1991
44) 上島国利: 最新の向精神薬―選択的セロトニン再取り込み阻害薬 (SSRI) と可逆的選択的MAO阻害薬―. 精神経誌 101: 185-192, 1999
45) Sheehan DV, Harnett-Sheehan K: The role of SSRIs in panic disorder. J Clin Psychiatry 57 [suppl 10]: 51-58, 1996
46) Jobson KO: Algorithm for the treatment of panic disorder with agoraphobia. Psychopharmacology Bulletin 31: 483-485, 1995
47) 坂野雄二: 認知療法と行動療法, 大野　裕, 小谷津孝明編: 認知療法ハンドブック（上巻). 東京, 星和書店, 1996, pp 99-116
48) American Psychiatric Association: Practice guideline for treatment of patients with panic disorder. Am J Psychiatry 155 [5, suppl], 1998
49) Spiegel DA, Bruce TJ: Benzodiazepines and exposure-based cognitive behavior therapies for panc disorder: conclusions from combined treatment trials. Am J Psychiatry 154: 773-781, 1997

X. パニック惹起物質およびパニック障害の病因仮説

　パニック障害，特にその基本症状であるパニック発作の真の原因は未だ不明であるが，乳酸ソーダをはじめ数多くのパニック発作惹起物質が報告され，研究されている。またそれらの研究を踏まえ，パニック障害の病態生理や病因に関する種々の理論や仮説も提出されている。多くは80年代の米国を中心に行われた主として生物学的見地からの研究によるものであるが，それらについての簡単な知識が，鑑別診断や薬物療法を行う際のヒントになったり，患者に病気の説明や日常生活上の指導を行う場合の参考になることがある。臨床と関係がありそうな主なものについて，以下に簡単にまとめておきたい。

1. パニック惹起物質

(1) 乳酸ソーダ

　1967年PittsとMcClure[1]は，不安神経症の患者はしばしば運動によって不安症状を引き起こすが，その際血中の乳酸値が急上昇するという知見をヒントに，乳酸自体がそれに感受性の高い人には不安発作を引き起こす作用があるのではないかと考え，実験を行った。予備実験の後，一定の基準を満たす不安神経症の患者（パニック障害に該当すると見てよい）14名と健常者10名を対象に，二重盲検を組み，500 mMの乳酸ソーダ，500 mMの乳酸ソーダに20 mMの塩化カルシュウムを加えたもの，555 mMのブドウ糖を167 mMの食塩水に溶かしたもの（いずれも浸透圧が等しい）のどれかを無作為に，体重1 kgあたり10 mlを20分か

けて静脈内に注入した。これを 5〜10 日間の間隔を置いて 3 回繰り返した。その結果，不安神経症の患者では乳酸ソーダによって 14 人中 13 人が不安発作を起こしたが，健常者では 10 人中 2 人しか起こさなかった。乳酸ソーダに塩化カルシュウムを加えたものでは不安神経症の患者のうち 1 名のみが不安発作を起こしたが，健常者ではゼロであった。ブドウ糖では誰も不安発作を起こさなかった。これらのことから彼らは，乳酸ソーダ誘発性不安発作は，乳酸イオンによって生じた低カルシュウムによるテタニー症状と同じ性質のものであり，乳酸ソーダに塩化カルシュウムを加えることによって防止できる。不安神経症者には正常でも起こるこの乳酸イオンによる低カルシュウム血症が，何らかの乳酸イオン代謝異常のために不安発作を引き起こすのではないかと考えた。

その後多くの追試がなされ，体重 1 kg あたり 0.5 M の乳酸ソーダ 10 ml の注入で，パニック障害の患者の大部分（70〜100%）はパニック発作を起こすが，健常者ではほとんど（約 10%）起こさないことが確かめられ，受け入れられてきている（久保木[2])。しかしその理由についてはなお不明である。Grosz と Farmer[3] は，乳酸は肝で速やかに代謝されて重炭酸となり，HCO_3^- の上昇による代謝性アルカローシスをもたらすためではないかと考え，重炭酸ソーダを用いて同様の症状を引き起こすことに成功している。現在のところ乳酸ソーダ誘発性パニックの発生機序としては，低カルシュウムと代謝性アルカローシスの二つの説が有力であるが，Liebowitz ら[4]は詳細な生化学的分析の結果，どちらの説も不十分との結論を出している。理由はともかく，本試験はパニック障害の生物学的病因説の大きなよりどころの一つとなっており，パニック障害の診断や治療薬の有効性の判定に研究目的で用いられることも多い。

（2）炭酸ガス

過換気によって panic が起こることは昔からよく知られていたが，その理由については呼吸性アルカローシスによるとされ，吸気中の炭酸ガス濃度を上げる目的で paper bag 法が広く用いられてきた。しかしその炭酸ガスの吸入によってかえってパニック発作が起こることが指摘されている。

1951 年 Cohen と White[5] は，神経循環無力症（不安神経症ないしパニック障害に該当すると見られる）の患者はさまざまな刺激やストレスに異常な反応を起こ

す事実を示す中で，これらの患者に12分間酸素を吸わせた後12分間3.9%の炭酸ガスを吸入させたところ，対照群に比べため息が著明に増加し不安発作様の症状が起こることを見出した。Gormanら[6]は後にこれを詳しく調べ，1984年，12名のパニック障害の患者にroom airおよび5%CO_2の過呼吸をさせ，4名の健常対照群と比較した。また患者群には乳酸ソーダの注入も行った。その結果患者群では乳酸ソーダ注入で8名，CO_2吸入で7名，room airの過呼吸で3名がパニック発作を起こしたが，健常者では1名も起こさなかった。これらの結果からGormanらは，パニック障害の患者はCO_2に対して異常に感受性が高いこと，呼吸性アルカローシスによってpanicが起こると考えるだけでは不十分であること，paper bagは生理学的異常を矯正するわけではなく，単に気を紛らす手段に過ぎないことなどが示されたとした。また乳酸ソーダによって生じたHCO_3^-は血液脳関門を通らないが，その分解によって生じたCO_2は自由に血液脳関門を通るので，乳酸ソーダを注入された患者は，末梢では代謝性alkalosisになるが，中枢では高CO_2およびacidosisとなる。一方ラットでCO_2吸入がdose-dependentに青斑核の発火をふやすことがわかっているので(Elamら[7])，乳酸ソーダ注入でもCO_2吸入でも，中枢特に青斑核周辺のCO_2を上昇させ，それによってパニック発作が起こると考えられる。パニック障害の患者は中枢における窒息検知器(suffocation detector)の感受性が異常に高いのではないかと述べている。1988年，Gormanら[8]はさらに例数をふやして詳しく検討し，パニック障害の患者では脳幹部のCO_2受容体が異常に過敏であるか，あるいは少なくとも一時的にset pointが異常に低下するのではないか。そのためこの引き金が引かれると，(1)まず自覚的な窒息感を伴う過換気反応が起き，(2)ついでその過換気によって低CO_2症とalkalosisが起き，よく見られるめまい感や頭がくらくらしてわけがわからなくなる感じなどの症状を引き起こす。これらの患者達はこのような事態を防ぐために，一種の適応反応として，慢性的な過換気状態を保つようchronic hyperventilatorになると言う。それは，そうすることによって低PCO_2レベルを維持し，CO_2 sensorの引き金が引かれるのを避けようとするからであると述べている。

　Gormanらの研究は，呼吸器症状を主とするパニック発作の発症機序の説明として，有力な証拠を提出しているものである。しかしこれに対しても，同様の実

験で健常被験者との間に行動上の差は見られるものの生理学的生化学的所見には差がなく，CO_2-induced anxiety は内受性の条件づけ（interoceptive conditioning）に過ぎないとの Wood ら[9,10]の反論がある。

Klein[33]は，この中枢における CO_2 濃度に対する異常過敏性を，自発性パニック発作の基本的病態と考える窒息誤警報説（suffocation false alarm theory）を提出している。すなわち，パニック障害の患者は CO_2 濃度の上昇に対して異常に過敏であり，わずかな上昇でも窒息の危険を知らせる警報が発せられ，それが呼吸困難感，過呼吸，開けた場所へ逃れたい衝動などを生み，死の恐怖や破局の切迫感として認知的に誤解されて，パニック発作を引き起こすと言う。Klein によれば，この呼吸困難感（dyspnea）こそ他の不安障害と区別されるパニック障害に特徴的な症状であり，imipramine が有効である。動悸（palpitation）などは GAD など他の不安障害でよく見られる症状で，benzodiazepine が有効である。

このパニック障害と正反対の病態生理をもつものが，新生児に希に見られる先天性疾患であるオンディーヌの呪い（Ondine's curse）と呼ばれる中枢性低換気症候群である。この疾患では，睡眠中に血中の CO_2 濃度の上昇に対して窒息感や換気反応が起こらず，低酸素血症に陥り死に至る場合もある。薬物では doxapram（呼吸刺激薬であり且つパニック誘発物質である）が換気を増加させ有効だが，imipramine は換気を減少させるので逆効果である。Klein によれば，オンディーヌの呪いは suffocation alarm system の不全であり，パニック障害の対極に位置し，彼の窒息誤警報説の傍証とされる。

（3）カフェイン

カフェイン（caffeine）摂取が神経過敏を来すことがあることは昔から知られており，不安やパニックを起こすことも十分考えられる。Boulenger ら[11]はパニック障害，感情障害（うつ病），および対照群について，カフェインの1日摂取量と self-rating による不安および抑うつの程度との関係を調べたところ，パニック障害では両者が相関していた。パニック障害の患者はコーヒーに対し過敏性をもつと考えられるが，事実，ぐあいの悪い作用があるのでコーヒーをやめていると言う患者が多かった。うつ病では不安の水準は高かったが，コーヒーに対する過敏性はなかったと報告している。Charney ら[12]は体重 1 kg あたり 10 mg の caffeine を経口投与したところ，パニック障害の患者では不安，神経質，恐怖，嘔気，動悸，落ち着きなさ，ふるえ等が健常対照群に比し有意に増強した。またこれらの症状は血漿中のカフェイン・レベルと有意に相関した。患者の多くはカフェインによるこれらの症状はパニック発作の際の症状に似ていると報告したと言う。不安障害の患者はカフェインを含む食物や飲物は避けた方がよいであろうと著者らは述べている。

コーヒー一杯には通常 100 mg のカフェインが含まれていると言われるので，それによれば，パニック障害の患者では（体重を 50 kg として）1 日 5 杯以内にしておくのが無難と言うことになる。

(4) ヨヒンビン

ヨヒンビン（Yohimbine）はかつて催淫薬として用いられたがその効果はなく，かえって不安を引き起こす。ヨヒンビンは presynaptic α_2-antagonist であり，シナプス前部においてノルアドレナリン作働性ニューロンのノルアドレナリンの放出を調節（抑制）している α_2-受容体と結合し，その働きをブロックする結果，ノルアドレナリンの放出を促し不安を引き起こす。またノルアドレナリンの放出増加の結果，その代謝物である血中 MHPG が増加する。Charney ら[13]はパニック障害の患者にヨヒンビンを投与し，対照群に比し有意に多くの不安症状が起こること，不安症状と血清 MHPG の上昇とは相関し，且つパニック発作の頻度の高いものは血清 MHPG の上昇反応も大きいことを見出した。彼らはこれらの所見は，パニックに伴う不安状態ではノルアドレナリン作用の増大に対する過敏性があるとの仮説を支持するものであり，それはおそらくパニック発作を頻発する患者にはシナプス前部におけるノルアドレナリン作働性ニューロンの調節に障害（α_2-自己受容体の感度低下）があるためではないかと述べている。Charney ら[14]はさらに，alprazolam を 8〜12 週間投与しておくと，血中の MHPG が低下し，ヨヒンビンを投与しても不安や MHPG の上昇が有意に抑えられることが確かめられたと言う。

(5) コカイン

米国で乱用が社会問題になっているコカイン（cocaine）にもパニック発作を起

こす作用があるとの報告がある。Aronson ら[15]はコカインを遊びで慢性に使用するうちにパニック発作が起こるようになり，やめた後も自発性のパニック発作が続いた 3 例を報告している。また Louie ら[16]はコカインを 1〜6 年間使用後にパニック発作を起こすようになった 10 例を報告し，そのうち一等親族にパニック障害を有するものは 1 例のみだったので，これらは後天性と考えられるとしている。

（6）コレチストキニン

コレチストキニン（CCK）は，胆嚢の収縮や膵液の分泌に関係する消化管ホルモンの一種であるが，脳内にも大脳皮質，扁桃体，海馬などに多量に存在し，神経伝達物質（神経ペプチド）の一つと考えられている。Bradwejin らは，末梢から CCK-4 を注入したところ，パニック障害患者の 91〜100％がパニック発作を起こしたが，健常被験者では 17〜47％に過ぎなかった。パニック障害患者には CCK-4 に対する過敏性があると報告している[34]。また彼らは，パニック障害患者を imipramine 投与で治療してから CCK-4 を注入すると，パニック発作が有意に減少することから，CCK-4 のパニック誘発作用は imipramine で抑制されるとした[35]。

一方 Lydiard ら[36]は，パニック障害患者の髄液中の CCK-8 濃度が有意に減少していることを見出し，パニック障害患者では中枢の CCK 受容体の過敏性があり，そのため代償性に濃度低下を来しているのではないかと考えた。また大分医大の穐吉ら[37]は，T 細胞の CCKb 受容体に対する CCK-4 による反応を細胞内 Ca 濃度の変化を指標に調べ，治療前のパニック障害患者では治療後の患者や健常被験者に比べて有意に増加しているとの結果を得，パニック障害患者では CCKb 受容体機能の亢進があり，CCK-4 による上記の変化はパニック障害の state dependent な biological marker になり得ると報告している。

コレチストキニンは不安誘発物質であると同時に，パニック障害の病態生理解明の糸口になる可能性があるとして，近年注目されてきている物質である。

2. パニック障害の病因仮説

(1) ノルアドレナリン―青斑核仮説

不安や恐怖により脳内のノルアドレナリンが増加しその代謝産物である血中のMHPG (3-methoxy-4-hydroxylphenylglycol) が上昇する。橋の背側にある青斑核は脳内でノルアドレナリン作働性ニューロンが集団をなしている最も主要な部分であり，不安の発症に深く関与していると考えられている。サルでこの部分を電気刺激すると不安様状態を呈し，破壊すると脅威にさらされても不安様状態を呈さなくなる（Redmond[17]）。また yohimbine, piperoxane, caffeine など青斑核の発火を増加させる薬物は不安を惹起し，clonidine，アヘン類，三環系抗うつ薬，MAOI, benzodiazepine など青斑核の発火を減少させる薬物は不安を（一部はパニック発作も）抑制することが知られている。

Charney ら[13]は yohimbine を用いた研究から，パニック障害の原因を青斑核などノルアドレナリン神経のシナプス前部における（α_2-自己受容体による）ノルアドレナリン神経の調節（抑制）障害に求めている。彼ら[14]はまた，alprazolam の投与により，血中の MHPG が低下し，yohimbine による不安や MHPG の上昇が抑えられたことから，alprazolam がシナプス前ノルアドレナリン神経の活動を低下させることによって抗パニック効果を現すとし，薬物療法の面からもノルアドレナリン仮説を支持している。Ballenger[30]はこれらの知見を総合して，治療と関係させた中枢性ノルアドレナリン神経過敏説を提唱している（後述）。一方，ノルアドレナリン―青斑核仮説に合わない証拠や反論もないわけではない。乳酸ソーダの注入や CO_2 の吸入はパニック障害の患者にパニック発作を誘発するが，血中 MHPG は増加しない。Buspirone や mianserin は青斑核の発火を増加させるが，パニック発作を誘発せず，抗不安作用をもつ。しかし現在のところ，本仮説はパニック障害の最も有力な生物学的病因論となっている。

(2) セロトニン仮説

近年ノルアドレナリン仮説と並んで不安のセロトニン仮説が注目されている。セロトニン (5-HT) 作働性ニューロンは主として中脳の縫線核に分布し，大脳皮

質，辺縁系，視床下部，線状体，小脳等にひろく繊維を送り，情動や認知機能に深く係わっていると考えられている。一般にセロトニン神経の活動亢進を来す薬物は不安を惹起し，阻害する薬物は抗不安作用をもつとされている（片岡[18]）。例えば，非 benzodiazepine 系抗不安薬である buspirone はセロトニンの自己受容体である $5-HT_{1A}$ のアゴニストとして，また四環系抗うつ薬の mianserin は $5-HT_2$ アンタゴニストとして，セロトニン神経の活動を低下させることによって抗不安作用を現すと言われている（国元ら[19]，内村ら[20]）。

　Norman ら[21]はパニック障害におけるセロトニン神経の過活動の証拠として，血小板を用いた分析からセロトニンの再とりこみが亢進しているとの所見を得た。彼らは不安と密接に関係する脳内部位として青斑核と中隔－海馬系（Gray[22]の説を引用）をあげ，前者はノルアドレナリン性入力によって，後者は縫線核からのセロトニン性と青斑核からのノルアドレナリン性の両方からの入力によって不安が媒介される。Reiman ら[23]の，ポジトロン CT（PET）でパニック障害の患者には海馬傍回の血流に左右差がありその部の血液量および酸素消費の非対象を示すとの所見は，中隔－海馬系の神経活動の亢進を反映するものと考えられるとしている。但しパニック障害では逆にセロトニンの欠乏があり，三環系抗うつ薬や MAOI によってセロトニン性神経伝達を促進させることがパニック性不安に有効との説もある（Eriksson[26]）。

　Kahn ら[24]は，パニック障害の病因と関係があるのはシナプス後セロトニン受容体の過敏性であるとの仮説を提唱している。彼らはその根拠として，シナプス後セロトニン受容体部のセロトニンを増加させる薬物である 5-HTP（トリプトファン），clomipramine, fluvoxamine はパニック障害の不安やパニック発作に有効だが，その効果は二相性であり，はじめの 2 週間はかえって不安やパニックを増大させ，3～4 週間してはじめて抗不安，抗パニック効果を発揮する。それは，初期には過敏なセロトニン受容体を刺激するからであり，後にはセロトニン受容体への慢性的なアゴニスト刺激に対する代償性の down regulation が起こるためだとした。また選択的セロトニン・アゴニストである MCPP（m-chlorophenyl piperazine）を投与すると，パニック障害では不安やパニック発作を起こすが，うつ病や健常人では起こさないこと，また前者ではコルチゾールの分泌が有意に増加するが，後者ではそのような反応は起こらないことによって立証できたとして

いる。

SSRI とセロトニン仮説

SSRI の抗パニック効果は，パニック障害のセロトニン仮説に強力な支持を与えるが，その効果発現の機序についてはまだよく分かっていない。投与初期に一過性の不安の増大があり，慢性投与ではじめて効果が現れてくる二相性（biphasic）が見られることを（これは SSRI に限らず抗うつ薬全般に見られる）どう説明するかで，二つの説に分かれる。一つはセロトニン過剰説，他の一つはセロトニン欠乏説である。

セロトニン過剰説では，パニック障害患者には後シナプスのセロトニン受容体の感受性の亢進があるとする。SSRI 投与初期には，セロトニンの増加(再取り込み阻害による）が，過敏な後シナプス受容体に作用して一層の不安の増大が起こるが，数週間すると次第にセロトニン受容体の down reguration が起こり（あるいは前シナプス抑制性自己受容体の興奮性が変化することによって），感受性が正常化し，抗パニック効果が現れるとする。高力価 benzodiazepine は，セロトニンの代謝回転を抑制することによってセロトニン機能を全般的に低下させ，抗パニック効果をもたらすと考えられているが，これはこの説を支持する。

一方，セロトニン欠乏説では，中脳水道周囲灰白質（PAG，背側縫線核からセロトニン神経支配を受けている）では，セロトニンがパニック性行動を抑制しているとの仮説を採用する[38]。動物実験で PAG を刺激すると，動物は恐怖を示し，檻を飛び出そうとし，自律神経の活性化が起こるなどのパニック様行動が見られるが，SSRI を投与するか，直接セロトニンのアゴニストを投与すると，この反応は抑制される[39]。従って，パニック障害ではこの部のセロトニンの欠乏が起こるためにパニック発作が起こると考えられる。そして SSRI 投与初期の不安の増大は，シナプス前部の抑制性自己受容体（$5\text{-}HT_{1A}$）が刺激されて，セロトニン放出の減少が起こるためであり，その後は自己受容体の感度が次第に低下し，セロトニン放出が増加して抗パニック効果が現れると説明する[40]。

PAG では上記のようにセロトニンがふえるとパニック様行動が抑制される(欠乏するとパニック発作-unconditioned fear が起こる)が，扁桃体や前頭葉皮質では逆にセロトニンの上昇が不安（予期不安および回避行動-conditioned fear）を

増大させることが,動物実験や外科手術の際の観察をもとに報告されている[41]。脳内におけるセロトニンの作用部位は多岐にわたっており,セロトニンと不安との関係は複雑であって,パニック障害におけるセロトニンの機能や障害部位を明確に示すことは,今のところ困難な状況である。

(3) GABA-benzodiazepine 受容体仮説

γ-アミノ酪酸(GABA)は脳内の重要な抑制性神経伝達物質である。Benzodiazepine 系抗不安薬はこの GABA 受容体と共軛関係にある benzodiazepine 受容体と結合し,GABA 作用を強め,シナプス後膜上で Cl^- チャンネルを開いて神経細胞の興奮を抑制することによって抗不安作用を現すとされている。Benzodiazepine 受容体は大脳皮質,線状体,小脳等にひろく分布しているが,外来物質である benzodiazepine が受容体をもつことはその類似物質が内因性に存在することを意味している。現在この内因性物質として候補に上げられているものに β-carboline 類(β-CCE ほか)があるが,この物質は benzodiazepine とは反対に不安を誘発する (Dorow ら[25])—inverse agonist と呼ばれる—。従って,この inverse agonist のような内因性物質が関与した GABA-benzodiazepine 受容体システムが,不安の発症に関係している可能性が考えられる。しかし,一般にパニック発作には benzodiazepine は有効ではなく,パニック発作に有効な三環系抗うつ薬は GABA 系には作用しないと言われているところから,このシステムは一般にパニック障害よりも全般性不安障害のモデルとされている。但し alprazolam がパニック発作に有効なことや,benzodiazepine 受容体への親和性が高いことなどから,パニック障害にも GABA 系が一部関係していることが考えられる(Eriksson[26])。

(4) その他

以上が近年の向精神薬や神経化学に関する知見を基礎にした主な病因仮説であるが,その他これらを統合したものや,心理学的な説などがある。治療と関連させたものや興味深いものを以下に簡単に紹介しよう。

a. Klein[27] の分離不安説

パニック障害や広場恐怖の患者は些細な刺激で分離不安が触発されパニックを

起こす。これは正常な分離不安の基盤をなす中枢神経系の生得的な警告機構に脆弱性（閾値の低さ）があるためである。抗うつ薬はこの閾値を高める働きをするので，パニック障害や広場恐怖に（子供の学校恐怖症にも）有効なのだと言う。

b．Sheehan[28]の代謝異常説

遺伝的な脆弱性に伴う何らかの代謝異常があり，それが核（core）となって神経系特に中枢神経系を冒すために，まるで"てんかんのような（epileptiform）" spontaneous panic attack が起こると言う。ノルアドレナリン・ニューロンの過活動，GABA あるいはその他の抑制性ニューロンの活動低下，プロスタグランジンの代謝異常等が密接に関与している可能性があると言う。

c．Gorman[29]の神経解剖学的仮説

パニック障害の症状はパニック発作，予期不安，恐怖症性回避の三つに大別できるが，それぞれを中枢神経系の三つの部位（脳幹―辺縁系―前頭葉前部皮質）の障害にあてはめて考えることができると言う。パニック発作は脳幹部のニューロン（青斑核のノルアドレナリン・ニューロンを想定）の発射から生ずる。その際それを惹起する要因として，CO_2 受容体の過敏性が重要である。次いで脳幹部の興奮は大脳辺縁系（特に海馬）を刺激して予期不安を生ぜしめる。これには脳幹からの刺激の繰り返しによる kindling 現象が関与していると言う。最後に大脳皮質（prefrontal cortex）がパニック発作（脳幹からの発射）を危険と判断し，発作が起こった時の状況と結びつけてそれを恐れ避けることを学習し，恐怖症性回避が完成する。Gorman はこれらを治療と結びつけ，脳幹から起こるパニック発作には抗パニック薬（imipramine, alprazolam）を，辺縁系から生ずる予期不安にはリラクセーションや benzodiazepine を，大脳皮質の恐怖症性回避には脱感作や認知療法を勧めている。

d．Ballenger[30]の中枢性ノルアドレナリン系過敏性モデル

パニック障害に関するこれまでの生物学的，認知心理学的，行動学的，精神力動的理論を統合的にとらえることにより，パニック障害の患者には（おそらくは先天性のものと思われる）末梢および中枢の自律神経系なかんずく中枢性ノルアドレナリン系の過敏性ないし過剰反応性がある。治療はこの言わば中枢性警告機構の過剰活動性を鎮静（calm）させることを目標とする。そのためには，まず薬物療法によってこの神経路の過活動を鎮静化させ，次いで認知療法によってその

引き金になる破局思考（catastrophic thinking—些細な徴候から破局が迫っていると解釈する）を修正し，さらに行動療法によって過敏性に対する慣れまたは脱感作をはかり，最後に心理療法によって患者の内的対象（成功的な母子関係の場合に見られるような安定・調整作用をもつ）の確立をめざすべきであると言う。

e．高橋[31]の不安神経症治療のための説

高橋は，不安発作における自律神経起因性症状や不安発作に対する恐怖や予期不安などをとりあげて，不安神経症を生体システムに生じたランナウェイ現象（情報—制御—回帰の機能サイクルが機能増幅の方向をたどり，生体システムの恒常性が失われていく状態）として論じ，そのランナウェイ現象を生じさせる各生体システムの各機能サイクル間の論理階型づけのもつれに由来するとした。そして薬物療法は，自律神経系機能サイクルのもつれを是正することによりランナウェイをストップさせるとし，また発作恐怖や不安状態に見られる心理的機能サイクルのもつれに対して心理的介入を試みた方法として，森田の説得療法をあげている。

f．田代[32]の認知心理学的モデル

田代は認知心理学的にみたパニックの発生機序と治療手段の作用点についての仮説モデルを提出している。何らかの刺激の認知によって生じた一般的な不安が，患者にあっては不安に伴って生じた身体感覚や状況因子（内的手掛かり）が幼児期の不安体験と結びついて無力感を伴う自動性不安を生み，患者はそれを「自己存在の脅かし」と解釈（評定）する。それと同時に過呼吸が生じ，過呼吸に伴う身体感覚も同様のルートをたどって悪循環を形成する。患者は「自己存在の脅かし」に直面してどうすることもできずパニックに陥り，そのような状況を極力避けるようになる（恐怖症性回避）。Alprazolamなどの抗不安薬は自動性不安を和らげ「自己存在の脅かし」を緩和する。またimipramineは（防衛の動因となる信号不安を軽減して）恐怖症性回避に対するexposure法を促進させる働きをすると言う。

文　献

1) Pitts FN Jr, McClure JN Jr : Lactate metabolism in anxiety neurosis. N Engl J Med

277:1329-1336, 1967
2) 久保木富房：急性型，過換気症候群などを中心に．心身医学 30：431-438, 1990
3) Grosz HJ, Farmer BB：Pitts' and McClure's lactate-anxiety study revisited. Br J Psychiatry 120：415-418, 1972
4) Liebowitz MR, Gorman JM, Fyer A, et al：Possible mechanisms for lactate's induction of panic. Am J Psychiatry 143：495-502, 1986
5) Cohen ME, White PD：Life situations, emotions, and neurocirculatory asthenia (anxiety neurosis, neurasthenia, effort syndrome). Psychosom Med 13：335-357, 1951
6) Gorman JM, Askanazi J, Liebowitz MR, et al：Response to hyperventilation in a group of patients with panic disorder. Am J Psychiatry 141：857-861, 1984
7) Elam M, Yao T, Thoren P, et al：Hypercapnia and hypoxia： chemoreceptor-mediated control of locus ceruleus neurons and splanchnic, sympathetic nerves. Brain Res 222：373-381, 1981
8) Gorman JM, Fyer MR, Goetz R, et al：Ventilatory physiology of patients with panic disorder. Arch Gen Psychiatry 45：31-39, 1988
9) Wood SW, Charney DS, Loke J, et al：Carbon dioxide sensitivity in panic anxiety. Arch Gen Psychiatry 43：900-909, 1986
10) Wood SW, Charney DS, Goodman WK, et al：Carbon dioxide-induced anxiety. Arch Gen Psychiatry 45：43-52, 1988
11) Boulenger JP, Uhde TW, Wolff EA III, et al：Increased sensitivity to caffeine in patients with panic disorders. Preliminary evidence. Arch Gen Psychiatry 41：1067-1071, 1984
12) Charney DS, Heninger GR, Jatlow PI：Increased anxiogenic effect of caffeine in panic disorders. Arch Gen Psychiatry 42：233-243. 1985
13) Charney DS, Heninger GR, Breier A：Noradrenergic function in panic anxiety. Effects of yohimbine in healthy subjects and patients with agoraphobia with panic disorder. Arch Gen Psychiatry 41：751-763, 1984
14) Charney DS, Heninger GR：Noradrenergic function and the mechanism of action of antianxiety treatment. I. The effect of long-term alprazolam treatment. Arch Gen Psychiatry 42：458-467, 1985
15) Aronson TA, Craig TJ：Cocaine precipitation of panic disorder. Am J Psychiatry 143：643-645, 1986
16) Louie AK, Lannon RA, Ketter TA：Treatment of cocaine-induced panic disorder. Am J Psychiatry 146：40-44, 1989
17) Redmond DE Jr：New and old evidence for the involvement of a brain norepine-

phrine system in anxiety. in Phenomenology and treatment of anxiety. Edited by Fann WE, Karacan I, Porkorny AD, et al. New York, Spectrum Publication, 1979
18) 片岡泰文：不安とセロトニン，不安の基礎と臨床．Proceedings of Upjohn synposium 1, 1990
19) 国元憲文，小椋　力：精神神経科領域－最近の新薬．臨床精神医学　19：159-166, 1990
20) 内村英幸，平野　誠：不安の神経化学．高橋　良，臺　弘編：新しい精神医学，東京，ヘスコインターナショナル，1985
21) Norman TR, Burrows GD, McIntyre IM：Serotonin and panic disorders：a review of clinical studies. Int J Clin Pharm Res 9：151-157, 1989
22) Gray JA：The Neuropsychology of Anxiety：An Enquiry Into the Function of the Septo-Hippocampal System. New York, Oxford University Press, 1982
23) Reiman EM, Raichle ME, Robins E, et al：The application of positron emission tomography to the study of panic disorder. Am J Psychiatry 143：469-477, 1986
24) Kahn RS, Van Praag HM：A serotonin hypothesis of panic disorder. Human Psychopharmacology 3：285-288, 1988
25) Dorow R, Horowski R, Paschelke G, et al：Severe anxiety induced by FG7142, a β-carboline ligand for benzodiazepine receptors. Lancet ii：98-99, 1983
26) Eriksson E：Brain neurotransmission in panic disorder. Acta Psychiatr Scand 76 (suppl 335)：31-37, 1987
27) Klein DF：Anxiety reconceptualized. Gleaning from pharmacological dissection － Early experience with imipramine and anxiety, in Anxiety. Edited by Klein DF. Basel, Karger, 1987
28) Sheehan DV, Sheehan KH：The classification of phobic disorders. Int'l J Psychiatry in Medicine 12：243-266, 1982-83
29) Gorman JM, Liebowitz MR, Fyer AJ, et al：A neuroanatomical hypothesis for panic disorder. Am J Psychiatry 146：148-161, 1989
30) Ballenger JC：Toward an integrated model of panic disorder. Amer J Orthopsychiat 59：284-293, 1989
31) 高橋　徹：不安神経症－パニック障害とその周辺．東京，金剛出版，1989
32) 田代信維：不安とパニックの薬物療法．神経精神薬理，10：591-607, 1988
33) Klein DF：False suffocation alarm, spontaneous panic, and related conditions. An integrated hypothesis. Arch Gen Psychiatry 50：306-317, 1993
34) Bradwejin J, Koszycki DS, Shriqui C：Enhanced sensitivity to cholecystokinin tetorapeptide in panic disorder. Clinical and behavioral findings. Arch Gen Psychiatry 48：603-610, 1991
35) Bradwejin J, Koszycki DS：Imipramine antagonism of the panicogenic effects of

cholecystokinin tetorapeptide in panic disorder patients. Am J Psychiatry 151 : 261-263, 1994
36) Lydiard RB, Ballenger JC, Laraia MT, et al : CSF cholecystokinin concentrations in patients with panic disorder and in normal comparison subjects. Am J Psychiatry 149 : 691-693, 1992
37) Akiyoshi J, Moriyama T, Isogawa K, et al : CCK-4-induced calcium mobilization in T cells is enhanced in panic disorder. J Neurochem 66 : 1610-1616, 1996
38) Deakin JFW, Graeff FG : 5-HT and mechanisms of defence. J Psychopharmacol (Oxf) 5 : 305-315, 1991
39) Graeff FG, Guimeras TS, De Andrade TG : Role of 5-HT in stress, anxiety and depression. Pharmachol Biochem Behav 54 : 129-141, 1996
40) Blier P, de Montigny C, Chaput Y : A role for the serotonergic system in the mechanisms of action of antidepressant treatments ; preclinical evidence. J Clin Psychiatry 51 [suppl 4] : 14-20, 1990
41) Graeff FG : Brain defense systems and anxiety. In : Roth M, Burrows GD, Noyes R, eds. Handbook of Anxiety, vol 3 : The Neurology of Anxiety. Cambridge, UK : Cambridge University Press, pp. 307-354, 1990

(Nutt DJ : Antidepressants in panic disorder : clinical and preclinical mechanisms. J Clin Psychiatry 59 [suppl 8] : 25-28, 1998)

(Bell CJ, Nutt DJ : Serotonin and panic. Br J Psychiatry 172 : 465-471, 1998)

付　録　(患者教育用パンフレット。本文 p.98 参照)

「パニック障害」について

帝京大学医学部附属市原病院

精神神経科

「パニック障害」について

「パニック障害」とは，パニック発作（不安発作とも言う）をくり返すことを特徴とする病気です。従来，不安神経症の一部と考えられていたものが，1980年，米国精神医学会で独立した病気として扱われるようになり，世界的に注目されるようになりました。この障害はかなり多いもので，米国の統計によると，人口の1.5％に見られ，20〜40歳代に多く，女性に多いと言われています。

この小冊子は，「パニック障害」とその治療について，最新の知見をふまえ，患者さんやその家族のために，やさしく解説したものです。この病気についての正しい知識と理解をもつことは，きっとあなたの治療に役立つはずです。よく読んで，もしわからないところがあれば，遠慮なく主治医にお尋ね下さい。

＜パニック障害の症状＞

パニック障害の症状は，パニック発作と発作以外の症状にわけられます。パニック発作はこの病気に必ず見られる症状です。発作以外の症状は，ない場合もあります。

1）パニック発作

パニック発作というのは，突然，理由もなく，強い不安や恐怖に襲われ，それと同時に，動悸（心臓がドキドキする），頻脈（脈が速くなる），胸苦しさ，息苦しさ，めまい，体のふるえ，手足のシビレ，などの症状にみまわれるものです。その時は恐怖のあまり，それこそパニック状態におちいり，今にも死んでしまうのではないか，気が変になってしまうのではないか，などと思うほどです。居ても立ってもいられず，誰かに救いを求めたり，救急車で病院を訪れたりしますが，しばらく（数分から，長くても1時間位）すると症状は自然におさまります。しかし，何日かしてまた繰り返す傾向があります。

この発作で命を落とすことは決してありませんし，また発作がこうじて精神病になったりすることもありません。検査などで原因となるような身体的な異常は見られず，真の原因は不明ですが，脳のある部位の神経活動の一時的な興奮によ

るものと考えられています。また，薬物が非常に有効で，薬によってパニック発作をとめることができます。

２）パニック発作以外の症状
　　――予期不安，広場恐怖，心気症，うつ状態など
　パニック障害は発作のない時は何ともないこともありますが，発作をくり返すうちに，「また発作が起きるのではないか」「外出先で発作が起きたらどうしよう」などと，発作の再発を恐れるようになることが多いものです。これを「予期不安」（発作を予期することによって生じる不安）と言います。そしてこの予期不安の結果，ひとりで外出したり，乗り物に乗ることが不安で，恐れ避けるようになることがあります。これを広場恐怖（または外出恐怖）と言います。外出恐怖のために，買物，旅行，出張などが困難になり，社会生活に支障が出ることも少なくありません。
　またパニック発作は，動悸，胸苦しさ，息苦しさなど，一見心臓発作のような症状を示すため，医者から「心配ない」と言われているのに，心臓に対する不安が常に頭を離れず，必要以上に心臓への負担を気にする場合があります。心臓神経症とか心気症と言われる状態です。また人によっては，このような不安に負けてびくびくしている自分が情けないと感じ，気分が落ちこんで，ゆううつ，おっくう，眠れない，などのうつ状態に陥ることもあります。また，不安や気分の重苦しさを忘れようとして，アルコールの量がふえる人もいます。
　しかし，これらの症状の多くはパニック発作から二次的に生じてきたものです。従って，薬物治療によってパニック発作がなくなれば，これらの症状も自然に軽快していくことが期待されます。
　また，このようなパニック障害の症状の多くは自覚的な（自分が感じるだけの）もので，外見からは何の異常も見られません。そのため他人にわかりにくく，なかなか理解してもらえません。話しても「気のせい」「気にし過ぎ」くらいに受け取られる場合が多く，一人でひそかに悩んでいる患者さんが少なくないのが実情です。本障害に対する一般の人々の理解がひろまり，正しい診断と適切な治療が普及することが望まれます。

＜パニック障害の治療＞

パニック障害の治療はふつう次のような方法で行われます。

1）パニック発作を起こらなくする薬物がわかっているので，それを服用します。この薬は「抗うつ薬」と言って，もともとはうつ病の治療薬ですが，パニック発作にも有効で，それを少量から初めて，発作がなくなるまで少しずつふやしていきます。効果が現れるまで1～2週から数週間かかることが多いので，根気よく服用することが必要です。副作用として，眠気，だるさ，口の乾き，便秘，など（最近発売されたSSRIでは吐き気，食欲不振，下痢，頭痛など）が出現することがありますが，ある程度やむを得ないもので，薬が効いている証拠と考え，ひどくなければそのまま続けていて下さい。そのうちに軽くなる場合が多いものです。この抗うつ薬療法がパニック障害の治療の基本になります。

2）ふつうは同時に「抗不安薬」と呼ばれる軽い精神安定剤を併用します。これは文字通り不安を鎮める作用のある薬で，発作にも有効ですが，発作から二次的に派生したさまざまな不安に有効です。速効性があるのでのんですぐ効き，抗うつ薬の効果をおぎないます。副作用は眠気，ふらつき，くらいでまず心配ありませんが，医師の指示通り服用し，急にやめぬようにしなければなりません。パニック障害の症状や，抗うつ薬の副作用の程度によっては，この抗不安薬のみで治療することもあります。

3）パニック発作が起こらなくなり，不安がなくなってきたら，これまで不安のために制限されてきた活動に徐々に挑戦し，行動範囲をひろげて行くようにして下さい。ここからは本人の努力も必要です。外出が不安で避けてきた場合は，家の近くからしだいに距離と時間をのばしていくような，段階的な訓練をしていきます。無理せず，一歩一歩前進し，自信をつけていく要領です。家族や友人の協力があればたいへん幸いです。

治療中の心得として，以下のようなことがあげられます。

1）薬をのんでいる間も，仕事や日常生活はふつうにしていてかまいません。ただし車の運転など危険を伴う機械の操作には従事しないで下さい。また，アルコールはひかえめにし，薬と一緒にはのまないようにして下さい。他の科や病院からも薬をもらっている場合は，一緒にのんでよいかどうか医師にご相談下さい。

2）「副作用が恐いから薬はなるべくのまない方がよい」「薬に頼らず気の持ちようでなおすべきだ」などの話をよく聞きますが，パニック障害の治療に関しては，得策ではありません。十分な薬物治療を行って，パニック発作がなくなってから，本人の努力に期待する段階に移ります。

3）治療中であっても軽い発作にみまわれることがあります。そのような場合はあわてず，医師の言った言葉を思い出し，「不安が起きたらそのつどやり過ごす」ようにしてみて下さい。「そのうち不安が通り過ぎて行ってしまう」はずです。頓服薬をのむよう指示されている場合は使ってかまいません。

以上のような治療によってパニック障害はよくなります。ただ，人の心理の常として，パニック発作がなくなっても，恐怖の記憶はなかなか消えないかもしれません。しかし時間とともに確実にうすらいでいきます。根気よい訓練とともに，前向きな，楽観的な考え方をするようにつとめ，可能な範囲で生活をエンジョイするようにしましょう。運動，入浴，社交，などはストレス解消に有効です。これらを楽しめるようになったとき，パニック障害はすでに克服されたと言えます。

帝京大学市原病院精神神経科 心身症外来
竹 内 龍 雄

索引

A

アルゴリズム　90
agoraphobia　13
alprazolam　84
atypical depression　52

B

病前性格　33, 34
病像変化　49
分離不安　33
　——障害　18
βブロッカー　88
Ballengerの中枢性ノルアドレナリン系過敏性モデル　118
Benzodiazepineの作用機序　86
breathing retraining　104
Buspirone　87

C

中脳水道周囲灰白質　116
窒息誤警報説　111
長期薬物療法　95
clomipramine　82
clonazepam　85
clonidine　89
cognitive restructuring　104

D

demoralization　19, 48
desipramine　82

E

エピソード〔挿間〕性発作性不安　21
ECA調査　25
endogenous anxiety　47
episodic paroxysmal anxiety　21
Exposure　99

F

不安発作—抑制型うつ病　52
不安神経症　6
　——経過　67
　——予後　67
fluvoxamine　89

G

外傷後ストレス障害　18
合併　27
合併精神障害　20
合併精神症状　50
GABA-benzodiazepine受容体仮説　117
general neurotic syndrome　74
Gormanの神経解剖学的仮説　118

H

発症状況　41
発症年齢　20, 27
広場恐怖　13, 14, 45
非定型うつ病　52

I

イクスポージャー法　99
維持療法期　96
意気消沈　19
ICD-10　21

imipramine　81

J

状況依存性パニック発作　11
状況準備性パニック発作　11

K

カフェイン　111
クオリティ・オブ・ライフ　74
クロニジン　88
コカイン　112
コーピング　34
コレチストキニン　113
回避行動　15
回避および依存的行動　45
過換気症候群　17
鑑別診断　15
患者教育用パンフレット　98
家族研究　21, 53
家族（遺伝）研究　32
恐怖症　18
強迫性障害　18
経過　20
呼吸器症状　40
呼吸訓練　104
行動療法　97
行動精神療法　100
抗不安薬　84, 93
抗うつ薬　80, 93
抗うつ薬の作用機序　83
Klein の分離不安説　117

L

life events　42
lorazepam　86

M

森田療法　101

N

ノルアドレナリン―青斑核仮説　114
内因性不安　47
二次性うつ病　52
認知行動療法　103
認知の再構成　104
認知療法　101
乳酸ソーダ　108
年齢差　25
Naturalistic study　73
nonfearful panic disorder　10, 30, 61

O

オンディーヌの呪い　111
Ondine's curse　111

P

パニック発作　9
　──類型化　39
　──診断基準　9
　──出現順序　40
パニック惹起物質　108
パニック障害　6
　──病因仮説　114
　──病像（病像変化）　44
　──治療　78
　──第Ⅰ型　60
　──第Ⅱ型　61
　──第Ⅲ型　62
　──第Ⅳ型　63
　──疫学　25
　──不安神経症とのちがい　6

――経過　69
――診断　12
――診断基準　8
――転帰　71
――予後　69
――4類型　57
パニック様症状　14
panic attack　9
panic-like symptoms　14
phenelzine　81
psychoeducation　103

Q

QOL　74

R

来科経路　29
臨床検査所見　20
類型化　57

S

セロトニン仮説　114, 116
支持的精神療法　98
診断基準（DSM-III-R）　8
――（DSM-IV）　8
――（ICD-10）　21
神経症化　59
心血管系疾患　17
心理教育　103
初発症状　38
症状限定性発作　10
睡眠パニック　11
救いを求める行動　45
性差　25
精神療法　97
選択的セロトニン再取り込み阻害薬　89

僧帽弁逸脱症　16
Sheehanの代謝異常説　118
Sheehan 7段階経過　47
situationally bound panic attack　11
situationally predisposed panic attack　11
sporadic panic attack　27, 60
SSRI　89, 95, 116
suffocation false alarm theory　111

T

対処法　103
高橋の不安神経症治療のための説　119
炭酸ガス　109
田代の認知心理学的モデル　119
転帰　71
典型的経過　49
tapering　96

U

うつ病　18, 51
unexpected panic attack　11

Y

ヨヒンビン　112
薬物療法　79
有病率　20, 25
予後の予測因子　72
予期不安　14, 44
予期しないパニック発作　11

Z

随伴する身体検査所見および一般身体疾患　20
続発性うつ病　52

著者略歴

竹内　龍雄（たけうち　たつお）

1940 年	京都市生まれ
1965 年	千葉大学医学部卒業
1970 年	同大学院医学研究科博士課程修了，医学博士
1970 年	千葉県精神衛生センター勤務
1974 年	国立精神衛生研究所勤務
1976 年	筑波大学講師（臨床医学系，精神医学）
1985 年	帝京大学医学部精神神経科学助教授
1986 年	帝京大学医学部精神神経科学教授（市原病院）
	現在に至る

著書

「神経症の臨床―改訂版」（新興医学出版社　1996）
「行動精神療法」（Marks, I. M. 著，中央洋書出版部　1988）
「パニック障害――一般臨床医のために」（共訳）（Katon, W. 著，医学書院　1992）
「パニック障害―Ｄ．疫学・経過・予後」（田代信維・越野好文編，臨床精神医学講座 5，中山書店，1997）

© 2000

追補改訂版　平成 12 年 4 月 12 日
（追補）2 刷　平成 8 年 8 月 31 日
第 1 版発行　平成 3 年 11 月 20 日

パニック障害

（定価はカバーに明示してあります）

検印省略

著　者　　竹　内　龍　雄
発行者　　服　部　秀　夫
発行所　　株式会社 新興医学出版社
　　　　　〒113-0033 東京都文京区本郷 6-26-8
　　　　　電　話　03（3816）2 8 5 3

印刷 三報社印刷株式会社
郵便振替　00120-8-191625
ISBN4-88002-422-8